RECHERCHES

SUR

L'ÉTRANGLEMENT

DANS

LES HERNIES

RECHERCHES

SUR

L'ÉTRANGLEMENT

DANS

LES HERNIES

PAR

F. G. V. ROULLAND

DOCTEUR EN MÉDECINE

LAURÉAT DE LA FACULTÉ DE PARIS (ÉCOLE PRATIQUE—GRAND PRIX—MÉDAILLE D'OR),
ANCIEN INTERNE DE 1re CLASSE DES HÔPITAUX ET HOSPICES CIVILS,
MEMBRE DE LA SOCIÉTÉ ANATOMIQUE

Qu'est-ce que la Médecine?.... Comme l'arbre symbolique de la Genèse, c'est la science du bien et du mal. Elle porte aussi des fruits de vie et de mort, selon l'esprit et le savoir, selon l'âme et le cœur de celui qui la cultive et l'exerce.

CAEN

CHEZ FÉLIX POISSON ET FILS

Rue Froide, 18

PARIS

CHEZ LABÉ, LIBRAIRE

Place de l'École-de-Médecine, 4

1846

1847

RECHERCHES

SUR

L'ÉTRANGLEMENT

DANS

LES HERNIES [1]

L'art de présenter, de coordonner les faits, le talent d'en tirer certains principes, donnent à ces derniers une apparence de vraisemblance, bien souvent aussi spécieuse que la vérité elle-même. De sorte qu'entre un système très-admissible et une folie très-ridicule, il n'y a quelquefois que la place d'un paradoxe.

R. P.

A notre époque de scepticisme médical, il y a lieu d'être surpris de la vogue de certaines publications de nos jours. Certes, ce n'est pas qu'elles brillent par la profondeur des pensées, ni même toujours par l'exactitude des faits ; mais on y trouve quelquefois la vérité assaisonnée de manière à piquer jusqu'au vif l'attention blasée du lecteur, souvent le ton assuré et les formes tranchantes de la certitude, presque toujours l'hyperbole et le paradoxe. Aussi, depuis quelques années, combien n'a-

(1) *Il sera surtout question dans ce travail des hernies inguinale et crurale.*

vons-nous pas vu de théories nouvelles, dont le seul mérite étant l'étrangeté et la bizarrerie, ne pouvoir résister au contrôle de l'expérience; combien de doctrines disparaître presque aussitôt leur naissance. C'est à peine s'il en reste une aujourd'hui qui mérite un sérieux examen; mais par le talent remarquable de son auteur, par les vérités incontestables qu'elle renferme, par les changements qu'elle a apportés dans les idées généralement reçues, elle mérite de fixer toute notre attention. C'est, en effet, lorsqu'il s'agit de doctrines qui peuvent intéresser l'avenir de la science, qu'il importe d'en mettre à nu les premiers fondements et de ne point craindre de les rejeter, quelle que soit l'autorité sur laquelle elles s'appuient, lorsqu'il est bien avéré qu'elles ne reposent que sur de vaines hypothèses. Mais si nous avons souvent senti notre impuissance, c'est aujourd'hui surtout que nous avons à examiner une de ces questions qui divisent encore en deux camps le monde chirurgical. Pourtant, nous ne pouvons accepter toutes les opinions sans savoir sur quels faits elles se basent; nous devons les examiner avec toute la réserve convenable, mais n'accepter que celles que l'expérience aura confirmées.

Je me propose donc, dans ce travail, d'examiner 1° quel est le siége précis de l'étranglement herniaire; 2° s'il est vrai qu'il y ait un étranglement aigu qui soit inflammatoire et un étranglement chronique par accumulation des matières fécales; 3° quelles sont les conclusions thérapeutiques qui découlent de la solution de ces deux questions.

ARTICLE I.

Quel est le siége précis de l'étranglement?

L'étranglement dans les hernies n'est-il jamais déterminé par les anneaux aponévrotiques? Est-il toujours produit par le collet du sac? Telles sont les deux questions que nous avons à discuter. Une double voie nous est ouverte pour arriver à la solution du problème : d'une part, l'examen des faits sur lesquels reposent les opinions contemporaines, de l'autre l'étude du sac herniaire dans ses diverses périodes et l'appréciation des nombreuses complications dont il peut devenir la cause.

Nous ne chercherons point les preuves de la doctrine que nous voulons défendre dans le témoignage des auteurs anciens, ni même dans celui des auteurs classiques de nos jours. Le stérile accord des chirurgiens n'est-il pas, en effet, aussi souvent la sauve-garde de l'erreur que l'appui de la vérité? Il est cependant nécessaire de jeter un coup-d'œil rapide sur les travaux de nos devanciers, d'autant plus qu'il en est quelques-uns qui offrent un haut intérêt.

Les anciens avaient fait deux chapitres dans l'histoire des hernies. Au chapitre de la Hernie, ils traitaient à peu près exclusivement de la hernie simple et de la hernie étranglée au chapitre de l'*Ileus* ou du *Volvulus* ; de telle sorte que, pour avoir une idée de leurs doctrines sur ce sujet, il est nécessaire de comparer ces deux chapitres. Hippocrate semble croire (liv. *des Épidémies*) que l'étranglement, ou du moins les phénomènes qui s'y rapportent, arrivent rarement dans les hernies inguinales, et sont propres aux hernies de la ligne blanche. Dans Cœlius (*Acut. Morb.*, liv. 3, ch. 17, p. 236) on trouve exposée la doctrine de l'engouement, *stercoribus confertum* ; seulement il semble ne l'admettre que dans la hernie du cœcum. Celse étendit cette théorie à toutes les hernies stercorales. Mais il est remarquable que cet auteur ne parle de tous les accidents qu'elles déterminent qu'à propos des hernies considérables, et même des sujets âgés. De Celse à Archigène, la théorie se modifie : à l'incarcération des matières fécales il faut ajouter comme effets principaux la distension et l'inflammation de l'intestin. Mais tous en sont réduits aux phénomènes extérieurs : la dureté de la tumeur qu'ils interprètent par l'accumation des excréments endurcis, et la douleur qu'ils expliquent par l'inflammation.

Pour trouver quelque chose de nouveau, relativement à l'étranglement des hernies, il faut traverser un long laps de temps, arriver à 1580. C'est, en effet, à cette époque que Pierre Franco, à l'exemple de ses devanciers, regarda comme cause principale des accidents l'amas des matières fécales et des ventosités, en y ajoutant, lui aussi, l'inflammation. Toutefois, il signala une circonstance capitale ; c'est l'étroitesse de l'ouverture. A. Paré a reproduit les deux procédés opératoires de Franco, mais il est à conjecturer qu'il ne pratiqua jamais l'opération de la hernie étranglée.

Le nom de Formi marque dans l'histoire de l'étranglement herniaire, puisqu'il est le premier qui, en dehors de toute théorie, ait cherché à constater, par l'observation directe, le siége de l'étranglement. Il observa chez une femme qui portait une hernie depuis seize ans, et chez laquelle il pratiqua l'opération, que l'intestin était recouvert d'une bande charnue, *carnea veluti fascia,* enveloppant le dit intestin et l'étreignant tellement que les excréments ne pouvaient plus passer ; d'où était venue la pression qui donna lieu à l'opération. Il semble ressortir de ce passage qu'il s'agissait d'une hernie crurale, et que l'étranglement était constitué par toute autre chose que par les anneaux fibreux. Mais tout cela n'est pas assez clair pour qu'on puisse affirmer qu'il a observé l'étranglement par le collet du sac. En citant ce fait, auquel il attache une grande importance, M. Malgaigne dit avoir fait l'autopsie d'un vieillard de Bicêtre, qui portait depuis long-temps une hernie crurale et chez lequel la hernie était aussi enveloppée d'un fascia charnu qui doublait par-tout le sac lui-même, et le fascia et le sac étaient resserrés à leur collet.

Au commencement du XVIIIe siècle, deux doctrines se trouvent en présence, toutes deux aussi légèrement adoptées. Riolan avait enseigné que les trois muscles larges de l'abdomen étaient tous trois percés d'un anneau pour le passage du cordon spermatique. Or, les uns attribuaient l'étranglement à tous les anneaux ; les autres uniquement à l'anneau externe. Cette doctrine d'un triple étranglement n'eut presque pas de succès :

elle était fondée sur une erreur anatomique ; ce fut l'anatomie qui la renversa. Winslow démontra que le muscle transverse n'offrait jamais d'ouverture, et que l'anneau de l'oblique interne n'existe que dans quelques cas rares et exceptionnels.

Ledran, en 1742, signalait deux causes d'étranglement : « la première et la plus ordinaire est le volume de quelques excréments endurcis qui remplissent la portion d'intestin qui fait hernie ; la deuxième cause est plus rare ; c'est une inflammation accidentelle de l'anneau, laquelle, diminuant son diamètre, étrangle plus ou moins la portion d'intestin qui passe. Ces accidents accompagnent égalment l'*entérocèle qui s'est fait subitement en conséquence d'un effort prompt et violent* ; mais alors ils augmentent bien plus vîte et ils se succèdent très-promptement parce que l'intestin a conservé son ressort. » (Opérat. de chirurg., p. 101). Ce passage de Ledran est important ; il nous montre, d'une part, le retour à l'ancienne opinion de l'incarcération des excréments, et nous verrons bientôt à quoi nous en tenir sur cette cause d'étranglement ; mais d'un autre côté, on voit qu'il a observé l'étranglement aussitôt après l'apparition de la hernie, remarque importante ; et qu'il a vu égalément, dans ce cas, les accidents marcher beaucoup plus vîte et nécessiter presque immédiatement l'opération. Quelques pages plus loin on lit l'histoire de quelques hernies données comme exemples d'étranglement par les anneaux. Certes, M Malgaigne a souvent beau jeu pour les taxer d'insuffisance. Mais il en est une revendiquée par ce chirurgien à titre de cas d'étranglement dû au collet du sac, et qui pour nous, au contraire, est un exemple probant d'étranglement par l'anneau. Il s'agit de l'observation 59e (loc. cit. t. II, p. 22.) L'opérateur « divisa l'anneau sans ouvrir le sac, et l'intestin rentra aussitôt ; mais tout ne paraissant pas réduit, il ouvrit le sac et y trouva une petite portion d'épiploon adhérente et qui fut laissée en place. Cependant les évacuations par l'anus se rétablirent au bout d'une heure et le hoquet cessa environ seize heures après l'opération. Le malade guérit. » Mais, dit M. Malgaigne, le malade avait alternativement porté et quitté un bandage, de manière que le rétrécissement du collet du sac était en quelque sorte forcé et inévitable. Quoi ! c'est M. Malgaigne qui raisonne de la sorte, lui qui a horreur de l'hypothèse, et qui rejette loin de lui toute conclusion hasardée ! Mais ne sait-il pas que souvent les malades portent et quittent alternativement un bandage, sans pour cela que le collet du sac soit rétréci ? Ce n'est pas tout, si la réduction a eu lieu, c'est que celle-ci, ajoute-t-il, est plus facile à travers le sac qu'à travers l'épaisseur de la peau ; et que d'ailleurs, le rétrécissement du collet était léger, puisqu'il n'avait amené de symptômes graves que le troisième jour. Le rétrécissement était léger, dites-vous ; mais d'après les paroles de Ledran, *l'individu était presque mourant quand il se fit transporter à la Charité* (pag. 24) ; on ne commença l'opération qu'après avoir fait *un pronostic d'autant plus douteux qu'il était dans un état pitoyable.* (Id.) Enfin, il y eut gangrène et gangrène fort étendue de l'intestin. Réfléchissez donc aux conséquences de votre première assertion. En la supposant fondée, il faudra modifier toutes les règles de la pratique. L'ensemble des symptômes et l'impuissance du taxis à travers la peau ne suffisant plus pour l'opération, voilà donc nos devanciers accusés d'en avoir fait une multitude d'inutiles. Au reste, les faits rapportés par Astley Cooper vont nous montrer tout-à-l'heure ce qu'il faut en penser.

Arnaud admet l'étranglement par l'anneau, en même temps qu'il signale d'une manière bien positive l'étranglement par le collet du sac. Mais il semble qu'il ne se rend pas bien compte de la manière dont il s'opère dans l'un et l'autre cas. En 1725, ayant été appelé à Saint-Denis, pour pratiquer l'opération de la hernie, sur un vieillard de soixante-huit ans, il se contenta de débrider largement l'anneau. Mais ce malade ne cessa pas de souffrir, et succomba le lendemain. A l'autopsie, il trouva le sac herniaire racorni, dur et adhérent de toutes parts avec un rétrécissement du péritoine qui avait entretenu ces accidents. L'éveil ainsi donné, il ne tarda pas à rencontrer la même cause d'étranglement. (Arnaud, *Traité des hernies*, t. 2, p. 48, obs. 5e.) Il y a toutefois une grave objection à opposer à tous ces faits ; les hernies dont parle Arnaud sont toutes des hernies inguinales ; or, l'auteur dit bien qu'il débrida largement l'anneau, mais il ne put débrider que l'anneau inguinal, puisqu'il ne connaissait que celui-là. Et où est la preuve alors que l'étranglement ne siégeait pas à l'anneau abdominal? Quoiqu'il en soit, il est incontestable qu'il ait observé l'étranglement par le collet du sac ; car, ayant été appelé pour une hernie crurale du volume d'un œuf de poule, étranglée chez un cocher, il la réduisit ; mais il vit les accidents persister et le malade mourir sans avoir été opéré. « A l'ouverture du corps, je trouvai, dit-il, le sac dans l'intérieur du ventre. Je voulus faire sortir l'intestin en le tirant par un de ses bouts ; mais la chose me fut impossible, tant l'entrée du sac était resserrée, et je n'en vins à bout qu'en dilatant cette entrée avec des ciseaux. » (Arnaud, *Hoc. cit.* obs. 1.) Ici le fait est évident, et l'auteur se demande d'où peut venir le rétrécissement. A cet égard, il observe que les malades qui avaient tenu leurs parties réduites par l'usage du brayer avaient l'entrée du sac resserrée et étroite, et qu'elle était très large au contraire chez ceux qui n'avaient pas porté de bandage.

On doit s'étonner que J. L. Petit, mort seulement en 1750, n'ait pas eu connaissance du mémoire d'Arnaud, publié en 1749, non plus que des observations antérieures de Ledran ; ou bien a-t-il eu connaissance de cette nouvelle doctrine, et n'a-t-il pas cru aux faits sur lesquels elle s'appuyait. Toujours est-il que lui aussi avait noté que, chez les malades qui se servent de brayer, les bords de l'anneau et la circonférence sont plus étroits que chez ceux qui ne se sont pas servis d'un bandage. Il semble au reste être si bien convaincu que l'étranglement siége à l'anneau, qu'il préconise une nouvelle méthode consistant à diviser l'anneau sans ouvrir le sac.

Nous venons de voir par ce court aperçu historique que

déjà deux opinions étaient en présence; aujourd'hui encore elles se partagent les esprits. La première est celle de l'école française, suivie également en Italie; elle professe que l'étranglement par le collet est plus fréquent que l'étranglement par les anneaux, tandis que l'école anglaise enseigne la proposition contraire. L'école française est dans le vrai ; il est hors de doute que l'étranglement par le collet est le plus fréquent; mais il est faux de dire que la science ne possède pas de faits incontestables d'étranglement par les anneaux.

Ce serait à tort qu'on voudrait s'appuyer sur l'autorité de Dupuytren, pour nier la possibilité de la constriction par les anneaux ou même pour fixer le degré de fréquence de l'un et de l'autre étranglement. En effet, sur quoi se base-t-il? Sur ses opérations? mais alors il ne nous semble pas avoir le droit de conclure, car à l'époque où il a commencé ses études à ce sujet, A. Cooper n'avait pas encore fait l'anatomie du canal inguinal. Sur ses dissections? mais il aurait dû dire que l'anneau ne produit jamais l'étranglement, car toutes ses dissections ont rapport à des étranglements par le collet. Notons d'ailleurs ce passage : « Lorsque l'étranglement existe à l'anneau, c'est-à-dire à l'orifice inférieur du canal inguinal, la tumeur formée par la hernie ne s'étend pas au dessus de ce point, tout le trajet du canal inguinal est vide, souple, indolent au toucher, et l'anneau paraît serré, dur et tendu. Au contraire, lorsque l'étranglement est situé au collet du sac herniaire, c'est-à-dire *à la hauteur de l'orifice supérieur du canal inguinal*, ce canal est constamment plein, dur, douloureux et offre, au toucher, la sensation d'une tumeur cylindrique, dirigée de bas en haut et de dedans en dehors. » (*Leçons orales*, 2e édit., t. 3, p. 543.) N'est-il pas évident qu'il résulte de ces phrases, que Dupuytren confond complètement l'étranglement par le collet du sac, et celui par l'anneau abdominal?

Sir A. Cooper est assurément le représentant le plus illustre de l'opinion qui considère comme plus fréquente la constriction par les anneaux. Il a fait faire un pas immense à l'histoire des hernies ; il a démontré l'anatomie du canal inguinal, c'est lui qui le premier a décrit deux anneaux au lieu d'un seul ; et par conséquent tout ce que ses prédécesseurs avaient écrit relativement à l'étranglement par un anneau se trouve frappé d'inexactitude. Deux anneaux, cela explique deux siéges d'étranglement, et comme les esprits même les plus éclairés se laissent aller à caresser leurs découvertes, A. Cooper fait une large part à l'anneau qu'on avait méconnu jusqu'à lui. Aussi établit-il que si l'anneau inguinal en est le siége le plus habituel dans les hernies anciennes et volumineuses, dans tous les autres cas c'est l'anneau abdominal. Ainsi donc en cela Dupuytren et A. Cooper ont un point de contact; ils admettent en effet tous les deux que l'étranglement siége le plus souvent au niveau de l'ouverture supérieure du canal inguinal, qu'il soit produit par l'anneau abdominal ou par le collet du sac.

Mais le chirurgien anglais a-t-il établi par des faits que l'anneau est alors la cause de la constriction? Nous aussi, nous avons médité une à une les observations d'A. Cooper, et moins exigeant que M. Malgaigne, nous en avons trouvé quelques-unes qui nous semblent complètement démonstratives. Qu'il nous suffise de rapporter l'observation 209ᵉ.

« David Sugmunt, âgé de 60 ans, entra à l'hôpital de Guy, dans le service de M. Lucas, le 25 décembre 1803, pour une hernie scrotale du côté droit, volumineuse et étranglée. — La maladie existait depuis 20 ans, mais l'étranglement ne datait que de 24 heures et avait eu lieu à la suite d'une journée dans laquelle il s'était livré à un rude travail. La hernie ayant résisté à toutes les tentatives de réduction, l'opération fut décidée et pratiquée le 26, à une heure de l'après-midi. A l'ouverture du sac, on n'y trouva que le cœcum et son appendice peu altérés dans leur aspect, mais recouverts en avant par une couche de lymphe, et adhérent solidement aux parois du sac en arrière et en haut. Le doigt ayant été introduit dans le sac, on rencontra à l'anneau inguinal un étranglement qui fut largement débridé. On essaya alors de réduire l'intestin. *Les essais furent répé-*

tés, et même avec des efforts considérables, mais inutilement. Le doigt étant porté de nouveau à la partie supérieure du sac, on rencontra à deux pouces au-dessus de l'anneau inguinal, un second étranglement. Ce dernier était formé supérieurement par le bord du transverse et inférieurement par le bord semi-lunaire du fascia ; ces deux bords pouvaient être sentis distinctement. On passa un bistouri boutonné au dessus du bord du muscle transverse, *entre lui et le sac,* et on en fit la section. Alors le doigt put être introduit facilement dans l'abdomen, et il suffit d'une pression légère pour faire rentrer l'intestin. »

N'est-il pas incontestable que, dans ce cas, ce n'était pas le collet du sac qui déterminait l'étranglement? De plus, cette observation nous donne une réponse à cette assertion de M. Malgaigne, que la réduction est toujours plus facile à travers le sac qu'à travers l'épaisseur de la peau. Nous lisons encore dans l'observation 278 que les fibres du ligament de Poupart ayant été divisés, *on exerça une pression douce dans l'intention de faire rentrer l'intestin, mais que ces tentatives furent rendues inutiles par ses fibres du fascia transversalis qui formaient une arcade au dessous du ligament de Poupart.* On les divisa, et les intestins rentrèrent avec gargouillement. *Le sac ne fut pas ouvert.*

Ces faits joints à ceux que rapportent Ledran et J. L. Petit suffiraient pour mettre hors de toute contestation l'existence de l'étranglement par les anneaux dans la hernie inguinale. Mais la science en possède encore plusieurs autres. Je trouve en effet dans la thèse de M. Petit une observation relative à un individu qui fut opéré par Samson, et à l'autopsie duquel on trouva le sac plissé sur lui-même, au côté interne, de sorte qu'à la moindre traction, les plis s'effaçant, la membrane s'étendait, et les dimensions du cercle formé par le collet se trouvaient ainsi beaucoup augmentées. Plusieurs fois M. Velpeau a débridé au niveau de l'anneau abdominal, *entre le collet et l'ouverture fibreuse*, et a réduit sans toucher au premier. Dans un cas (Gaz. des hôp. 1842), il a fait voir à sa clinique et toucher par plusieurs de ses élèves, l'anneau fibreux sur le collet qu'il a trouvé ensuite mince et extensible après le débridement. Enfin, on doit à M. Bonnet, de Lyon, un grand nombre d'observations dans lesquelles la réduction eut lieu sans ouverture du sac.

Peut-être contestera-t-on que les chirurgiens aient eu assez de dextérité pour ménager le sac herniaire au moment du débridement, et nous opposera-t-on l'exemple d'une opération de hernie étranglée où un professeur de clinique chirurgicale à Paris, après avoir soutenu que le collet du sac était demeuré intact, fut forcé de se rétracter lorsqu'on en vint à la dissection des parties. Certes, je ne crois pas à l'infaillibilité des praticiens, mais encore faut-il cependant fournir la preuve des faits qu'on leur reproche ; on ne peut les condamner sur un soupçon. Mais quel que soit le scepticisme de M. Malgaigne, il ne peut nier les faits qui reposent sur une démonstration directe résultant de l'autopsie. Or, voici un fait qui appartient à Bransley Cooper, où l'intégrité du sac est reconnue après la mort. Le sac étant isolé, dit-il, *je glissai le petit doigt entre lui et l'anneau que je trouvai extrêmement serré ; j'y fis passer un bistouri herniaire et je débridai avec facilité. La réduction fut aisée.—Le sac est resté vide et entier sur place.*—La mort survint trois jours après avec des symptômes de péritonite.

Autopsie.—L'abdomen contenait un fluide sale et noir comme du chocolat ; l'intestin était dans quelques points sphacélé ; dans d'autres ulcéré. L'auteur ne croit pourtant pas qu'il y ait eu d'épanchement de matières stercorales ; puis il ajoute textuellement : *le sac était entier, nous avons pu le remplir d'eau.* (*Gazette médic.*, 1837, p. 505).

Il est inutile, je pense, d'accumuler un plus grand nombre de faits pour prouver l'existence de l'étranglement par les anneaux dans la hernie inguinale.—Avant de passer à un autre ordre de preuves, voyons s'il y a dans la science des cas où la constriction a été exercée par l'anneau crural.

Il y a ici une distinction à faire. S'agit-il, en effet, de l'étranglement par l'anneau ? M Malgaigne a raison, il n'a presque jamais lieu. Mais est-ce à dire pour cela que le collet du sac en soit toujours la cause? Non assurément ; et c'est faute d'avoir bien compris le mode de formation de la hernie, et le mécanisme de l'étranglement qu'on est souvent tombé dans l'erreur et qu'on a toujours discuté sans s'entendre.

En effet, tous les chirurgiens qui ont précédé Scarpa, n'ayant sur l'anatomie de la région fémorale que des idées très-incomplètes, n'admettaient qu'un anneau, par conséquent qu'un seul endroit où l'étranglement pût avoir lieu, soit par le collet du sac, soit par l'anneau lui-même. Mais Scarpa, ayant démontré l'existence d'un canal crural, admit à ce canal deux ouvertures et par conséquent deux endroits où la hernie pouvait s'étrangler : l'orifice supérieur du canal crural ou l'anneau de ce nom, et l'orifice inférieur qu'il appelait : *ouverture de la veine saphène*. La plupart des auteurs adoptèrent les idées de Scarpa, et considérèrent l'anneau crural comme l'orifice d'un canal coudé en Z. Thompson, et après lui M. Velpeau ont démontré qu'envisagé de cette manière, ce canal n'existait pas réellement ; suivant ces anatomistes, l'anneau est l'orifice le plus évasé d'un entonnoir à sommet inférieur très-étroit, représenté par l'ouverture de la veine saphène, tandis que le corps de l'infundibulum est formé par le *fascia crebriformis* non interrompu en dedans, comme l'indiquait Scarpa, mais s'insérant au contraire à toute l'étendue de la face externe et du contour du ligament de Gimbernat, pour venir se continuer en arrière avec la gaine du pectiné, et constituer ainsi un utricule complet à paroi plus mince en dedans. De sorte que, dans cette opinion, pour expliquer la formation du repli falciforme indiqué par Scarpa, il faut admettre que la hernie a rompu la partie interne, la plus faible du corps de l'entonnoir, celle que le chirurgien italien et les anatomistes qui l'ont imité auraient enlevée dans leurs dissections. Ceci admis, le trajet de la hernie crurale est beaucoup moins compliqué que ne le pensent la plupart des auteurs. Dans une première période, le péritoine, refoulé par la pression des organes abdominaux, s'engage dans l'anneau crural, derrière le ligament de Fallope, et descend ainsi dans l'étendue de deux centimètres. Alors le sac péritonéal présente la forme d'un doigt de gant, dont la partie évasée regarde le ventre. La hernie offre alors la disposition nommée par M. Malgaigne une *pointe de hernie.* Cette disposition pourrait persister longtemps, si les causes productrices de la hernie cessaient d'agir, mais les viscères abdominaux, continuant à être pressés, s'engagent, en poussant toujours devant eux le péritoine, dans l'infundibulum; et comme les parois de celui-ci n'offrent pas une résistance uniforme, que la paroi interne est de toutes la moins résistante; qu'outre sa ténuité elle est percée de trous nombreux destinés au passage de ganglions lympathiques, de veines, de pelotons graisseux, ce sera à travers une de ces ouvertures que le sac franchira la paroi de l'entonnoir. Alors, arrivé sous la peau, il peut librement se développer sous l'influence de la pression des organes. Rarement la hernie se porte en dedans, vers la grande lèvre chez la femme, vers le scrotum chez l'homme; plus rarement en bas; quelquefois elle se dirige en dehors, venant se placer au devant de l'entonnoir crural, par conséquent au devant des vaisseaux fémoraux. Généralement ceci arrive lorsque la hernie s'est échappée par la partie antérieure de l'infundibulum. En sortant de la fossette pectinéale, la hernie peut aussi se porter en haut, dans quelques cas, passer au devant du ligament de Fallope et venir se placer sous la peau dans la région inguino-abdominale. Pour se rendre compte de ce trajet et en comprendre au moins la possibilité, il suffira de ne pas perdre de vue la disposition anatomique du *fascia superficialis* au niveau de l'arcade crurale. Arnaud ne tenait aucun compte des lames fibreuses qui sont au dessous du ligament de Fallope; aussi disait-il que le collet de la hernie crurale est à l'anneau crural, et le fond en bas du côté de la cuisse. Scarpa lui attribue la forme d'une bouteille à col étroit. M. Manec, dans sa thèse, professe la même opinion. Il dit de plus que lorsque la hernie devient volumineuse, le sac s'allonge transversalement et se relève vers le muscle oblique externe, de sorte que son fond forme avec son col un angle presque droit. Or, il n'y a rien d'exact dans ces dispositions, le collet de la hernie crurale n'a point d'étendue, si je puis m'exprimer ainsi, c'est un simple anneau constamment placé au niveau de la paroi de l'entonnoir qui a livré passage au sac et jamais au niveau de l'anneau crural. Il faut seulement en excepter les hernies volumineuses, dans lesquelles l'anneau fibreux de l'entonnoir et l'anneau crural sont pour ainsi dire confondus.

L'exactitude de ces faits étant démontrée, il est facile d'en déduire des conséquences fort importantes pour l'étranglement de la hernie crurale.

1° *L'étranglement n'a jamais lieu ni par l'anneau, ni au niveau de l'anneau crural.* — Comme argument principal, je signalerai, en premier ordre, l'observation directe. En effet, dans les cas nombreux que j'ai pu observer et dans ceux que rapportent les auteurs, l'anneau ne joue aucun rôle. Il suffit, du reste, de se rappeler les diamètres relatifs de l'anneau crural et du volume d'une hernie crurale ordinaire, pour comprendre que celle-ci ne pourrait jamais éprouver, dans cette ouverture, une constriction suffisante pour produire l'étranglement. Toutefois, il est un fait qui appartient à la clinique de M. Bérard, et qui, s'il a été bien observé, doit faire naître quelques doutes.

« *Hernie crurale, entéro-épiploïque étranglée, opérée le 13 juillet 1835.* — Lorsque le chirurgien voulut débrider, il ne put engager même un stylet entre le sac et l'intestin ; alors il mit à découvert l'arcade crurale, puis glissant le bistouri entre le sac et le ligament, il incisa ce dernier à plusieurs reprises. La dilatation de l'anneau permit alors d'attirer l'intestin au dehors et la facilité de cette traction qu'on avait inutilement essayée auparavant, montra que l'étranglement était complètement indépendant du collet du sac. La réduction fut facile et la guérison assez prompte. »

2° *L'étranglement a lieu au niveau de la paroi de l'enton-*

noir que la hernie a traversé.—En effet, sur un grand nombre de hernies crurales, le sac étant rempli soit d'intestin, soit d'épiploon, on a pu couper le ligament de Fallope et une portion du *fascia lata* placé au dessous, sans que l'entrée du sac fût dilatée ; on a pu couper le ligament de Gimbernat en respectant l'anneau fibreux au niveau duquel le collet du sac était placé, et le résultat a été le même. C'est à tort qu'on objecterait que, dans ces cas, le collet du sac était très résistant et formait le seul obstacle à la réduction, car après avoir divisé l'anneau fibreux sans toucher à l'anneau péritonéal, la réduction s'opérait immédiatement. D'un autre côté, si après avoir enlevé le sac, soit en l'incisant au dehors, soit en le réduisant du côté du ventre, on coupe le ligament de Fallope dans un ou plusieurs points, et même le ligament de Gimbernat, et si on porte la pulpe du doigt dans l'ouverture fibreuse de laquelle le sac a été retiré, il est impossible de constater le moindre agrandissement de cette ouverture.

Ces expériences que j'ai répétées un grand nombre de fois suffiraient pour prouver que l'étranglement a lieu du niveau de la paroi de l'infundibulum que la hernie a traversé. Mais de plus, les faits rapportés par les auteurs comme étant des cas d'étranglement par l'anneau viennent encore prouver la vérité de mes propositions.

Suit d'abord l'observation suivante d'A. Cooper.

« John Bishop, âgé de 55 ans, d'une bonne santé, portait, depuis plusieurs années, une hernie crurale réductible et peu volumineuse. Dans la matinée du 19 octobre, cette hernie s'étrangla, par suite d'efforts trop violents, et comme le taxis ne put en triompher, cet homme fut apporté à l'hôpital St-Thomas, vers dix heures du matin, le 22, trois jours après le début de l'étranglement. Tous les moyens furent employés inutilement pour obtenir la réduction ; on dut alors avoir recours à l'opération. Une incision fut faite aux téguments, presque perpendiculairement à l'arcade crurale, et dans une longueur de deux pouces ; la tumeur fut en partie découverte. Pour achever de la mettre à nu, une seconde incision fut faite à angle droit avec la première, dans l'étendue d'un pouce vers le scrotum. Le fascia lâche et le tissu celullaire étant enlevés, on aperçut une glande lymphatique en suppuration, sous laquelle était situé un sac herniaire tendu et résistant à la pression. On aperçut facilement le fascia lata au dessous de ce sac, et au dessus de lui, l'arcade crurale. Avec l'extrémité du doigt on reconnut un étranglement siégeant au ligament de Poupart, dont les fibres furent divisées directement en haut. On exerça ensuite une pression douce dans l'intention de faire rentrer les intestins ; mais ces tentatives furent rendues inutiles par les fibres du fascia transversalis qui forment une arcade au-dessous du ligament de Poupart. Ce fascia fut divisé avec un bistouri boutonné, et les intestins rentrèrent en totalité dans l'abdomen avec un gargouillement manifeste. » (p. 318.)

« Dans le mois de mars 1840, M. Bonnet fut appelé auprès d'une dame affectée de hernie crurale étranglée depuis quinze heures. Elle s'était formée il y avait quinze à seize ans, et avait toujours été bien continue. On employa trois heures à essayer de la réduire ; mais ces essais, bien qu'aidés par l'emploi de la glace et une application de sangsues, restant infructueux, l'opération fut jugée indispensable. On divisa la peau et les couches sous-cutanées ; puis une petite incision étant faite à la lame aponévrotique qui prolonge en bas le ligament de Fallope, on introduisit sous celui-ci une sonde cannelée qui servit à le couper. Le collet du sac parut alors à découvert, très-resserré, mais il se dilata peu à peu, à mesure que *les bandes fibreuses*, qui le recouvraient, furent divisées. La réduction s'obtint aisément, et les accidents disparurent avec rapidité ; seulement la plaie resta long-temps avant de se cicatriser. »

« La nommée Auberthier (Claudine), âgée de 37 ans, affectée depuis huit ans d'une hernie crurale, ne la contenait pas avec soin. Le 30 juillet 1838, vers le soir, la hernie sortit et ne put se réduire. Des coliques bientôt suivies de vomissements la déterminèrent à entrer à l'hôtel-Dieu dès le lendemain. On essaie le taxis qu'on répète aprés une saignée, l'application de la glace et les sangsues. Tout restant inutile et la tumeur augmentant de tension et de sensibilité, on opère après vingt heures d'étranglement. Le chirurgien découvrit en premier lieu le bord inférieur de l'aponévrose du grand oblique qui forme l'arcade crurale : le saisissant à l'aide de pinces à pointes aiguës, il l'attira à lui et le coupa avec des ciseaux. Ce ne fut qu'avec peine qu'il parvint à opérer cette section. Cependant il ne put faire rentrer l'intestin, et son doigt porté au fond de la plaie, sentit encore un cordon résistant qui étranglait le col de la tumeur. Il le divisa avec les ciseaux, et l'intestin rentra après quelques pressions peu prolongées.— Le malade succomba le neuvième jour de l'opération.

Autopsie vingt-quatre heures après la mort.— Le sac resté au dehors est couvert d'une couche pseudo-membraneuse grisâtre.— Après l'avoir exactement séparé des parties voisines, on reconnut qu'il n'avait été divisé en aucun point. Il offre deux strictures circulaires (correspondant aux deux orifices de l'entonnoir crural), l'une à sa jonction avec le péritoine abdominal, l'autre sept lignes plus bas. *Peu développé entre ces deux sillons, il prend au-dessous de l'inférieur le volume de l'extrémité du pouce.* Sa cavité contient quelques fausses membranes. Les parois sont constituées par le péritoine doublé d'un peu de tissu circulaire graisseux et recouvert d'une couche fibreuse mince ; les points correspondants aux rétrécissements n'offrent point d'hypertrophie sensible. »

Enfin, dans une observation communiquée à A. Cooper, par M. Dalrymple (Obs. 277e). « L'étranglement, dit l'auteur, siégeait au bord antérieur du ligament de Poupart ; il fut débridé largement en haut et en dedans, le bistouri étant guidé sur le doigt indicateur de la main gauche ; le ligament de Gimbernat facile à distinguer n'offrit aucune résistance notable ; mais la diminution de capacité qu'avait subie la cavité abdominale, rendit la réduction impossible. » Evidemment l'auteur se trompe, et si la hernie ne fut pas réduite, c'est que le débridement n'avait pas porté sur le siége de la constriction.

Un phénomène qui frappe l'esprit dans le narré de tous ces faits, c'est le peu d'efforts qu'a nécessités la réduction. La pratique d'Aston Key est surtout concluante à cet égard. Ainsi, dans un cas de hernie crurale qui, avant l'étranglement, avait été inexactement contenue par un bandage, il dit que : *Aussitôt après le débridement de l'anneau, la hernie rentra à la première pression qu'on exerça sur elle;* ailleurs : *sous l'influence d'une légère pression exercée sur la tumeur, l'intestin rentra immédiatement dans la cavité abdominale.* Dans une troisième opération, où il avait prévu de graves difficultés à la réduction, *à ma grande surprise*, dit-il, *une pression légère fut suffisante pour faire rentrer immédiatement l'intestin.* L'observation 307 d'A. Cooper exprime le même fait dans les mêmes termes. En présence de semblables résultats, comment assimiler une réduction en quelque sorte instantanée à celles qu'on obtient à travers la peau, quand on sait au prix de combien d'efforts, par quelles manœuvres aussi longues que réitérées, il faut le plus souvent acheter ces dernières.

Il est une considération d'anatomie rappelée à juste titre par M. Malgaigne et que nous devons signaler. Les grands anneaux du ventre par lesquels s'échappent les hernies sont tous disposés pour livrer passage à des vaisseaux importants ; tous ont été constitués pour rester libres et ouverts, parce que leurs vaisseaux ne pourraient subir de constriction sans donner lieu à de graves désordres. Qu'arriverait-il en effet du testicule, si l'anneau inguinal pouvait revenir sur lui-même comme l'anneau ombilical ? Que deviendraient les membres inférieurs si l'anneau crural allait étreindre à la fois la veine et l'artère crurales ? Pareille chose n'a jamais été vue, et pourtant si la hernie inguinale est serrée jusqu'à la gangrène, le conduit testiculaire ne doit-il pas être compris dans la même striction ? Si, dans la hernie crurale l'étranglement est porté jusqu'à couper es tuniques internes de l'intestin, la circulation peut-elle s'exercer sans trouble et sans effort dans l'artère et dans la veine ?

Ces considérations ne peuvent plus avoir aucune valeur dans le cas de hernie crurale étranglée, puisque nous venons de prouver que l'étranglement ne siégeait jamais à l'anneau crural, mais elles conservent toute leur force pour les cas de hernies inguinales. Voyons cependant s'il n'y a rien à y répondre. D'abord une différence très-grande existe entre les effets d'une pression circulaire et ceux beaucoup moins forts d'une pression latérale, la seule que l'intestin et le cordon spermatique aient à supporter de la part des anneaux. Il faut, de plus, remarquer que les conditions de structure et de vascularité sont loin d'être identiques entre le testicule, par exemple, et l'intestin. Ainsi, il est bien présumable qu'un même degré de stase veineuse occasionnerait, dans ce dernier, une altération beaucoup plus profonde; et d'autre part, les anastumoses si multipliées qui suppléent à l'obstruction des vaisseaux du cordon, sont absolument nulles pour les viscères herniés. Si à ces remarques on ajoute la dissémination des vaisseaux du cordon, leur glissement possible dans les parties les moins serrées de l'ouverture herniaire, on sera, ce me semble, sur la voie, sinon en possession d'une interprétation rationelle.

Pour ce qui regarde l'étranglement par le collet du sac, il est resté universellement admis à partir de 1750, mais dans des conditions variables. L'Académie de chirurgie n'avait rien publié sur ce sujet depuis le mémoire d'Arnaud; on ne trouve même rien qui y ait rapport dans le fameux mémoire de Goursaud: *Remarques sur la différence des causes de l'étranglement dans les hernies.* Mais à côté de ce mémoire, dans le même volume, publié en 1768, Louis combat la méthode de débridement proposée par Petit, sans ouverture du sac; *l'on ne peut nier, dit-il, que le rétrécissement du sac dans le passage ne soit une cause fréquente d'étranglement;* et plus loin: *Le sac herniaire a plus besoin d'être incisé dans le détroit que l'anneau même,* et comme conclusion: *la nécessité d'inciser l'anneau et le sac herniaire à l'endroit de l'étranglement fera toujours prévaloir le procédé ordinaire* ; mais chose singulière, les cas de hernies réduites en masse par Ledran et Arnaud et particulièrement celui où cette rentrée en bloc fut constatée par l'autopsie, choquent les idées de Louis. Il ne comprend pas un pareil phénomène, donc le phénomène est impossible, donc ceux qui l'ont vu, l'ont mal vu ; et il va jusqu'à dire que c'est dégrader l'art le plus utile à l'humanité que de tolérer des principes aussi défectueux.

Percival Pott, dans le traité des hernies qu'il publia en 1763, rapporte les observations de Ledran et d'Arnaud, et consacre une section (section 7, page 382), à l'histoire de l'étranglement causé par le collet du sac herniaire. Il avance que cette sorte d'étranglement était connue bien avant Ledran, et que c'était une des raisons pour lesquelles les praticiens avaient toujours conseillé de diviser le sac; et plus loin il ajoute que *cette découverte supposée* ne peut être pour l'opérateur *d'aucune conséquence*. On dirait, qu'à cet endroit, l'écrivain anglais obéit à je ne sais quelle aveugle jalousie nationale, tant il cherche à rabaisser la découverte du chirurgien français.

Les faits publiés ensuite par Scarpa, ceux plus récents, invoqués par Dupuytren, par M. A. Bérard, M. Malgaigne sont de toute évidence: tantôt il s'agit de réduction en masse, tantôt ce sont des autopsies des hernies non opérées, ou bien enfin des opérations dans lesquelles on a constaté que le collet du sac libre dans l'anneau fibreux était étroitement appliqué sur l'intestin ou sur l'épiploon.

En étudiant le collet du sac herniaire dans ses diverses périodes et en appréciant les nombreuses complications qu'il peut produire, nous allons voir par quel mécanisme il détermine l'étranglement et dans quelles circonstances il est de toute impossibité qu'il en soit la cause.

Il est démontré aujourd'hui que dans la formation d'un sac herniaire, le déplacement du péritoine prend une plus grande part que l'extension de cette membrane.

Lorsque le sac herniaire est complet, la portion de péritoine employée à le constituer, peut être représentée par une membrane plane, dont le centre sera placé au fond du sac, dans le point le plus dilaté, tandis que la circonférence plissée, froncée à la manière d'une bourse, sera placée au niveau de l'ouverture, à la partie la plus étroite, c'est-à-dire au collet, maintenue par l'anneau ou le canal que la hernie aura traversé. Ce froncement a été signalé par tous les auteurs qui se sont occupés de cette matière. Dans cette première période, le collet du sac n'existe qu'à la condition d'être maintenu par un anneau fibreux ou musculaire, qui empêche le péritoine de se dilater : si celui-ci est ramené dans le ventre par un mécanisme quelconque, le froncement disparaît, le collet s'efface ; si l'anneau fibreux est incisé ou fortement dilaté, le même phénomène a lieu.

A une époque plus avancée, les divers plis péritonéaux contractent entre eux des adhérences, par le contact prolongé des surfaces séreuses, et alors le collet existe par lui-même ; il dévient un organe nouveau, annexé au péritoine, et n'a plus besoin, pour persister, d'être maintenu par l'anneau qui lui a servi de moule. A partir de cette époque, le collet a une évaluation qui lui est propre et devient le siége des phénomènes que je vais essayer de faire connaître. Le premier qui frappe l'observateur, c'est la transformation du tissu cellulo-adipeux qui double le collet en une couche nouvelle qui renferme une grande quantité de vaisseaux artériels et veineux. On aperçoit le plus souvent sur le pourtour de l'ouverture herniaire, à travers le péritoine transparent, cette riche vascularisation convergeant de toutes parts vers le collet et s'irradiant vers la partie supérieure du sac, pour se perdre insensiblement dans la couche celluleuse avec laquelle elle se continue. Ce travail d'organisation semble débuter dans cette couche, souspéritonéale, puis à une certaine époque, le péritoine lui-même y prend une part très active, il se vascularise, et ces deux couches réunies adhèrent intimement l'une à l'autre. Il semble que la nature combine leur action pour agir avec plus d'énergie.

Indépendamment des vaisseaux, on aperçoit dans cette couche des filaments dont il n'est pas difficile de déterminer la nature, entrecroisés en sens divers, et que l'on peut comparer au tissu du dartos. M. le docteur Déméaux dit avoir plusieurs fois constaté au pourtour du collet des fibres musculaires de la dernière évidence. Ces faits, au reste, viennent à l'appui des idées de M. Desprez, qui admet un appareil dartoïque à la partie inférieure du ventre, se prolongeant du côté des vésicules séminales et de la prostate; et alors la disposition que nous signalons ne serait pas un produit nouveau, mais l'exagération de l'état normal.

Tous les auteurs qui se sont occupés des hernies ont remarqué la tendance incessante du collet à se resserrer et même à s'oblitérer dès que les organes cessent d'agir sur lui. Ledran a observé sur le vivant que le sac herniaire proprement dit avait contracté une adhérence si parfaite par son col, que le reste du sac servait de kyste à un hydrocèle. Le même auteur a remarqué que toutes les descentes des enfants se guérissent par le collement de l'embouchure intérieure du sac. Cette même disposition a été signalée depuis par tous les chirurgiens qui ont traité de ce sujet. Cette oblitération du collet, de toutes les terminaisons la plus heureuse, n'arrive pas toujours. Un resserrement successif peut avoir lieu sans que l'oblitération se complète. Si nous examinons anatomiquement le collet à cette époque, il est facile de constater qu'il a été le siége d'une nouvelle transformation. A mesure que le collet s'épaissit, se resserre, la vascularisation diminue et cette couche, primitivement dartoïque, présente la dureté et la résistance d'un tissu fibreux. Dans la seconde période, le collet susceptible peut-être de se resserrer spasmodiquement, pouvait aussi se laisser légèrement dilater; dans la troisième, toute dilatation devient impossible, ou le collet résiste à la pression des organes, ou il étrangle l'organe qui le pénètre.

Dans un travail publié dans le Journal de Chirurgie (année 1843, p. 298), M. le docteur Roustan nie complètement l'existence de l'injection périphérique que nous avons signalée, et la transformation du tissu cellulaire péritonéal en tissu de nature dartoïque et même musculaire. Il admet que le collet du sac, observé soit au début de sa formation, soit à son plus haut degré d'organisation, et même dans les cicatrices ou stigmates résultant des guérisons, s'établit *toujours* par adhérence médiate ou immédiate de la séreuse, tantôt par l'intermédiaire d'une lymphe plastique, tantôt par le simple dessèchement des surfaces en contact. Nous sommes loin de nier ce mode de formation du collet; mais nous affirmons et nous pourrions, si c'était le lieu, apporter à l'appui de notre opinion un grand nombre de préparations anatomiques, que souvent son rétrécissement est dû à une transformation du tissu cellulaire sous-péritonéal. Les quelques faits négatifs rapportés par M. Roustan et les remarques dont il les fait suivre ne peuvent rien contre un grand nombre de faits positifs et bien observés.

Scarpa, de son côté, n'admet pas que le sac herniaire puisse acquérir une épaisseur plus grande que celle du péritoine. Il pense que toutes les fois qu'on a cru à cet épaississement, l'on n'avait pas pu distinguer le sac des parties plus extérieures auxquelles il est intimement uni. Il n'est pas possible cependant de révoquer en doute que la chose puisse arriver. Arnaud rapporte que, dans un cas, il a vu toutes les parties environnant le collet et le collet lui-même former une masse presque aussi dure qu'un cartilage (page 503). En 1738, le même chirurgien a ouvert un sac herniaire qui avait au moins six lignes d'épaisseur (page 53). Au reste, Scarpa admet comme condition favorisant cet épaississement la reproduction d'une hernie maintenue réduite depuis longtemps. Cette disposition est assurément la plus favorable au travail de resserrement et d'épaississement.

La forme du collet du sac est en rapport avec l'ouverture fibreuse qui lui donne passage.—Cette assertion, vraie pour la généralité des cas ne l'est pas, d'une manière absolue. Il faudrait, en effet, que la résistance des bords de l'ouverture que franchit la hernie fût la même dans tous les points. Or, c'est ce qui n'a pas lieu, et, partant, le froncement est plus prononcé dans un point que dans un autre. Là où le péritoine trouve un point d'appui qui lui résiste, là s'opère plus rapidement soit le collement des plis, soit la transformation vasculaire que j'ai signalée. Et comme la résistance du collet est en rapport avec le degré d'organisation, il en résultera qu'une moitié se laissera encore dilater, pendant que l'autre moitié opposera une résistance invincible. Ainsi, dans la hernie inguinale oblique, le péritoine trouvant un point d'appui en dedans, contre les vaisseaux épigastriques, ce sera là que l'organisation s'opèrera en premier lieu ; et d'un autre côté, à l'orifice du grand oblique, le péritoine s'appuyant sur le pilier inférieur de l'anneau, ce sera aussi dans ce point que l'épaississement sera plus prononcé. De telle sorte que souvent le collet d'une hernie inguinale sera constitué par un véritable canal, dont chaque ouverture présentera un demi-anneau résistant. Quelquefois, dans les hernies anciennes surtout, l'ouverture iliaque étant refoulée en dedans, le canal disparaît presque en totalité, les deux anneaux se rapprochent et se correspondent par leur concavité, et souvent se réunissent presque de manière à ne former qu'un seul anneau. Enfin, dans certains cas, l'épaississement peut exister dans toute l'étendue du canal inguinal. On en trouve deux exemples dans la clinique de Dupuytren : j'ai vu moi-même, dans un cas, le collet avoir trente-cinq millimètres de hauteur.

Le travail d'organisation dont nous venons de parler est loin d'arriver dans tous les cas. Il s'accomplit au moyen d'une légère inflammation de la surface séreuse pour l'adhésion et la disparition des plis, et d'une inflammation plastique pour la transformation fibreuse; il est dû enfin à cette légère irritation que le péritoine subit en passant dans l'orifice étroit où il est gêné et qui le force à se mettre en contact avec lui-même. On comprend dès lors que l'action d'un bandage, augmentant encore cette gêne de la séreuse au niveau de l'anneau, doive favoriser la transformation dont nous avons parlé. Toutefois, après avoir examiné avec soin la structure anatomique des parties, je me suis convaincu qu'il fallait aussi croire un peu plus aux efforts de la nature, et attribuer moins d'importance qu'on ne l'a fait jusqu'à présent à la pression du bandage. Cette manière de voir se trouve confirmée par la guérison de hernies par le decubitus dorsal prolongé. Ainsi Fablice de Hilden a vu un homme de 60 ans, qui, depuis vingt ans, portait une hernie inguinale volumineuse, guérir radicalement pour avoir été obligé de garder le lit pendant six mois, pour une autre maladie. Des faits analogues ont été observés par d'autres chirurgiens.

Appliquons maintenant ces données anatomiques à la solution du problême que nous nous sommes posé. Il nous est, en effet, possible, à cette heure, de déterminer quand et comment le collet du sac est capable de causer l'étranglement. Or, le sac herniaire ne peut être une cause d'étranglement, que lorsque les parois de son orifice ont subi un changement de structure qui augmente leur épaisseur ; en d'autres termes, pour que le collet devienne un agent de constriction, il faut que son diamètre intérieur soit moindre que celui de l'anneau qui l'embrasse ; je ne vois pas de dissentiment possible à cet égard : car si le péritoine est aussi mince au niveau de l'orifice du sac que partout ailleurs, ne serait-il pas absurde d'imputer à ce collet l'étranglement qui surviendrait alors? J'aimerais, en vérité, presqu'autant soutenir qu'en serrant un objet avec la main gantée, le gant concourt à accroître la force de pression.

Cet épaississement, cette transformation fibreuse a-t-elle lieu à toutes les périodes d'évolution du sac? A-t-elle lieu dans toutes les hernies? Non assurément. Nous venons de voir, en effet, que ce changement de structure, résultant d'un travail qui ne s'accomplit que lentement et sous l'influence de conditions spéciales, doit manquer dans certaines hernies pendant leur durée toute entière, et dans toutes pendant leur première période. Aussi, a-t-on assez souvent occasion de rencontrer sur le cadavre des sacs dont l'orifice présente la même texture, le même aspect que le reste du corps. L'excellent traité de M. J. Cloquet contient de nombreux exemples d'une pareille disposition. Or, il serait dangereux d'affirmer que ces hernies ne sont pas exposées à s'étrangler. Cependant, à la rigueur, on pourrait le soutenir. Mais il en est d'autres auxquelles cette fin de non recevoir ne saurait être appliquée ; je veux parler des hernies étranglées aussitôt que produites. Evidemment ici le sac à peine formé, et partageant l'organisation du péritoine abdominal dont il vient de s'isoler, ne peut être regardé comme l'agent de constriction. Aussi M. Malgaigne a prévu l'objection et l'a sans doute jugée insoluble, puisqu'il a pris le parti de nier le fait qui lui sert de fondement. Je conviens que cette variété de hernies est beaucoup plus rare qu'on ne le pense ; et dans les livres classiques qui en traitent comme d'une circonstance fort ordinaire, on en trouve à peine quelques exemples. Il en existe cependant et de tout-à-fait authentiques.

Voici, au reste, quelques observations qui ne peuvent laisser aucun doute à cet égard.

« Moulins, âgé de 28 ans, voulant soulever une moitié de bœuf, sentit une violente douleur dans l'aine droite et il y apparut sur-le-champ une tumeur oblongue de la grosseur du poing... *Le malade ne s'était jamais aperçu qu'il eût une disposition à la hernie, et il était évident qu'elle avait été l'effet subit de l'effort dont nous avons parlé.* Les vomissements suivirent presque immédiatement. Opération dix heures après. Mort au bout de onze heures. On vit à l'autopsie que l'anse intestinale hernie était noire, affaissée. » (Pilletan, clinique chirurg., t. 3, p. 364.)

« Giraud, âgé de 18 ans, faisant un effort pour soulever un fardeau, *détermina la sortie volumineuse d'une hernie dont il n'avait jamais eu d'apparence précédemment.* Symptômes presqu'immédiats d'étranglement. Opération à la fin du deuxième jour.—Mort quelques heures après.—A l'autopsie, l'intestin fut trouvé perforé par la gangrène. »

« La femme Berdet, âgée de 76 ans, ressentit en soulevant son matelas une douleur vive et subite dans l'aine, accompagnée de craquement. Cependant ce ne fut qu'au bout de deux heures qu'elle y porta la main et *reconnut pour la première fois une tumeur du volume d'un marron, car jusqu'alors elle n'avait eu dans cette région ni hernie, ni tumeur de toute autre nature.* Des vomissements surviennent, sa tumeur reste irréductible, et vingt-cinq heures après, M. A. Bérard fait l'opération et trouve une anse intestinale, d'un noir luisant uniforme. »

« La nommée Lallemand, âgée de 70 ans, faisant effort pour aller à la selle, détermina l'apparition d'une tumeur à l'aine gauche; elle n'avait pas eu de hernie jusque-là. Aussitôt coliques, nausées, vomissements. Entrée le 5 novembre à l'Hôtel-Dieu, on reconnut une hernie crurale. Le taxis restant inutile, M. Sanson l'opéra après quatre jours d'étranglement. L'anse intestinale, d'un brun noirâtre, altérée après le débridement, offrit sur le bout supérieur deux empreintes circulaires, blanchâtres et profondes. Morte au bout de trente-six heures.

Autopsie.—Au niveau de la région crurale existe une plaie verticale qui a divisé successivement la peau, la couche sous-cutanée, le fascia superficialis, l'expansion crurale de l'aponévrose du grand oblique, le feuillet superficiel du fascia-lata, et un sac péritonéal fort mince. Ce sac est de peu d'étendue, très rétracté vers l'abdomen, *ne présentant pas, comme dans les anciennes hernies, de cordon fibreux blanchâtre, apparent sous la surface séreuse.*—Signes d'une péritonite intense et générale.

De plus longs détails seraient fastidieux; aussi je ne ferai que mentionner encore un fait contenu dans la thèse de M. H. Bell, ancien interne des hôpitaux, et un autre rapporté dans le journal l'*Expérience* et opéré par le docteur Brennerth, tous deux relatifs à des hernies crurales. D'ailleurs, un exemple bien avéré suffirait pour détruire l'assertion de M. Malgaigne; car ce n'est pas la fréquence du phénomène, c'est sa possibilité qu'il met en doute.

Peut-être des esprits sceptiques outre mesure repousseront-ils encore ces arguments dont le témoignage des malades fait, dans la plupart des cas, toute la valeur; et soutiendront-ils que ceux-ci ont pu méconnaître une hernie indolente et peu volumineuse. Je comprends jusqu'à certain point une telle rigueur. Mais ce ne serait point assez de l'appliquer à toutes les observations ci-dessus, il faudrait l'étendre plus loin pour échapper à ce genre de preuves. Tout le monde connaît, en effet, les déplacements du cœcum et du colon à travers les anneaux de l'aine, où l'intestin reste situé à l'extérieur du prolongement péritonéal. Au point de vue de mon sujet, je suis bien en droit de les appeler hernies sans sac, puisque celui qui existe ne contient réellement pas les viscères. Il est donc bien entendu que, si ces parties subissent l'étranglement, on ne pourra l'attribuer à l'action du collet. Rien ne me semble plus à l'abri de contestation, et cette opinion est du reste explicitement professée par Scarpa. (Traité des hernies, p. 188.) La belle observation de hernie du cœcum étranglée et opérée par J. L. Petit en est une preuve, et l'interruption du cours des matières est bien dû dans ce cas à la constriction exercée par l'ouverture herniaire, puisqu'une fois celle-ci débridée, les évacuations alvines recommencèrent le soir même de l'opération, bien qu'on eût été forcé de laisser au dehors le cœcum et la portion d'iléon, seuls viscères que contint la hernie. M. Morand a rencontré un cas à peu-près semblable, dont les détails ont été reproduits dans la Gazette médicale (an. 1837, p. 621.)

Dans la seconde période d'évolution du sac herniaire, l'étranglement peut avoir lieu par le collet du sac. C'est un fait que personne ne contestera. Les anneaux restent-ils alors complètement étrangers à cet accident? Le collet est-il susceptible d'agir en vertu de ses propriétés contractiles? Ce sont autant de points qu'aujourd'hui je ne puis aborder, faute de faits; et j'aime mieux passer outre que de m'arrêter à de simples hypothèses. A cette occasion, disons un mot de l'étranglement appelé par Richter *spasmodique*. MM. Velpeau et A. Cooper ont admis dans ces derniers temps que l'action des muscles abdominaux pouvait bien contribuer pour quelque chose à la formation de l'étranglement ; mais par un mécanisme un peu différent de celui qu'a décrit Richter. Ils ont montré que, dans certaines positions du corps, les ouvertures aponévrotiques et les fibres musculaires étaient relachées et permettaient l'issue de la hernie ; puis qu'une autre portion arrivant, ces parties se tendaient et serraient ainsi l'ouverture. Mais il y a loin de là à la constriction spasmodique, et en tout cas, l'action musculaire ne peut, à elle seule, être cause de l'étranglement ; si elle y concourt, c'est d'une manière tout-à-fait secondaire.

Le collet du sac, à la troisième période, donne lieu à des phénomènes si peu connus et pour la plupart si mal interprétés, qu'ils méritent de fixer toute notre attention.

Je ne veux pas m'arrêter sur le mécanisme de l'étranglement dans ces circonstances : il est facile à comprendre, et il a été parfaitement décrit par la plupart des auteurs. Mais il est quelques phénomènes qui ont été généralement mal compris, et sur lesquels je désire appeler l'examen des chirurgiens.

Souvent, lorsque l'étranglement commence, l'intestin n'est pas plus étranglé par le collet ou l'anneau fibreux, que l'avant-bras lié pour la phlébotomie. Mais une légère constriction suffit pour suspendre la circulation veineuse. Or, comme premier résultat de la suspension, je signalerai la stase du sang noir dans l'intestin ; par conséquent l'augmentation de volume de cet organe, et aussi le changement de coloration. On comprend, en effet, que le sang veineux accumulé dans l'intestin donne à ce dernier une couleur violacée, qui trop souvent peut-être a été regardée comme un commencement de gangrène. Presque tous les auteurs qui ont écrit sur l'étranglement herniaire, ont mentionné comme phénomène très remarquable et important à connaître, la présence d'une quantité plus ou moins considérable de liquide dans le sac herniaire. Je ne sache pas que les chirurgiens du siècle passé aient donné de ce fait aucune explication. Mais depuis les recherches de M. le professeur Bouillaud sur les conséquences de l'oblitération veineuse, l'interprétation de ce fait devient plus facile. En effet, la circulation veineuse étant interrompue dans une portion d'intestin, celle-ci devient immédiatement le siége d'une exhalation plus ou moins abondante ; et cette particularité me paraît fort importante à signaler, car plusieurs chirurgiens, regardant la présence de ce liquide comme le résultat de l'inflammation des membranes séreuses, en déduisent des conséquences pratiques qui me semblent dangereuses. Ainsi, M. Desprez conseille une conduite irrationnelle, à mon sens, en proposant de réduire beaucoup plus rarement, après l'opération, l'intestin étranglé, de l'inciser et d'établir un anus contre nature, lorsqu'il y a dans le sac *un tant soit peu de liquide, et que l'intestin est un tant soit peu violacé.* L'explication des dangers que M. Desprez semble redouter ne me paraît pas plus rationnelle que la méthode qu'il propose. Après la réduction, dit-il, l'anse intestinale laisse transsuder par exosmose des liquides de mauvaise nature dans la cavité péritonéale et détermine ainsi ces péritonites qui deviennent si promptement mortelles. Au reste, notre excellent et savant collègue n'a pas assez longuement développé ses opinions pour qu'il soit possible de les discuter. Je crois qu'il est facile de démontrer que la production de la sérosité n'est pas le résultat de l'inflammation, mais surtout le résultat de l'obstacle à la circulation veineuse. On peut invoquer, à l'appui de cette opinion, l'analogie et les preuves directes. 1° Dans les tissus autres que les surfaces séreuses, lorsque le sang ne peut retourner vers le cœur, on voit survenir une infiltration séreuse dans tous les tissus placés au-delà de la constriction : c'est ce que nous voyons sur des doigts étranglés par des bagues, c'est ce qu'on a vu plusieurs fois, c'est ce que j'ai vu moi-même sur le pénis serré par un lien ; 2° Si on retire du ventre d'un chien une anse intestinale parfaitement saine, qu'on engage cette dernière dans un sac de baudruche, préalablement humecté, puis après avoir étranglé dans un même nœud le sac et l'anse intestinale, on replace le tout dans le ventre, l'animal ne tardera pas à mourir, et on trouvera dans le sac, à l'autopsie, une quantité notable de sérosité rougeâtre. Dans certains cas, lorsque le lien est fortement serré, on trouve la cavité intestinale étranglée remplie aussi d'un liquide noirâtre différent de celui qui existait dans la cavité de l'intestin au-dessus de l'étranglement, soit du côté supérieur, soit du côté inférieur.

Un autre fait qui n'est pas moins important et qui n'est pas assez connu, quoique mentionné par Scarpa et Dupuytren, c'est l'accumulation de liquide dans la cavité intestinale herniée. Cette circonstance nous explique pourquoi certaines hernies, après quelques heures d'étranglement, sont tout-à-fait irréductibles. En effet, le liquide distend l'anse intestinale qui ne peut plus traverser l'ouverture qui lui a donné passage, qu'à la condition de se débarrasser du liquide qu'elle contient. Une autre circonstance m'engage à insister sur ce fait : c'est que des hernies peu volumineuses, explorées par la percussion, quoique formées par l'intestin, donnent partout une matité parfaite et pourraient en imposer pour des hernies épiploïques. La quantité de liquide sécrété varie beaucoup ; on peut dire d'une manière générale qu'elle est en rapport inverse du volume des organes herniés, la capacité du sac étant la même. En effet, lorsqu'une partie d'intestin s'engage dans un sac herniaire, si l'anse est par elle-même assez volumineuse pour le remplir, il ne restera plus de place pour le liquide exhalé ; alors celui-ci pourra s'infiltrer dans le tissu cellulaire, et la résorption s'opérera à mesure, ou n'ayant pas lieu, il restera de l'œdème audevant de la tumeur. Je craindrais cependant de poser comme précepte que, lorsqu'il existe de l'infiltration au devant de la hernie, on dût en conclure que l'épanchement n'a pu se faire dans le sac, que par conséquent celui-ci est en contact immédiat avec l'intestin.

On ne rencontre habituellement qu'un seul rétrécissement du

sac herniaire, et il correspond à l'ouverture fibreuse, mais dans certains cas, le collet primitif subit des déplacements variables selon qu'il est ou non adhérent aux parties voisines. C'est de l'étude de ces déplacements que nous allons maintenant nous occuper.

Le collet du sac peut être déplacé dans deux sens divers : 1° du côté du péritoine ; 2° du côté des tégumens.

§ I. *Déplacement du côté du péritoine.* Ce mode de déplacement ne peut avoir lieu, ou du moins n'a été constaté, que dans des cas où, à la suite d'un étranglement, le sac et les parties contenues sont rentrées en masse dans le ventre. Il peut survenir 1° à la suite d'une réduction spontanée ; 2° à la suite du taxis sans opération sanglante, 3° à la suite d'une opération incomplète.

1° On trouve dans la clinique de Dupuytren un exemple remarquable de réduction spontanée. Il s'agit d'une hernie crurale qui, après avoir résisté à des efforts de taxis, se réduisit en masse spontanément. Le chirurgien voyant les accidents persister, crut devoir pratiquer l'opération. Il alla chercher dans le ventre le sac herniaire réduit et pratiqua le débridement. (Loc. cit. p. 553.) Je n'ai pas trouvé dans les auteurs de fait analogue.

2° D'autres fois, lorsque les tentatives de réduction sont faites sans mesure, soit par les malades, soit par les hommes de l'art, il peut arriver que rien ne se réduit, ne rentre successivement, par degrés, et avec un bruit de gargouillement comme dans la hernie étranglée dont la réduction se fait utilement, mais qu'au moment précis où la dilatation de l'anneau est arrivée au point d'égaler le volume de la tumeur, celle-ci rentre subitement en masse, laissant l'opérateur étonné et bientôt fâché de son succès, car les accidents persistent, car il n'est survenu entre les parties aucun changement de rapport qui puisse les faire cesser ; toute la différence, c'est que la tumeur d'externe qu'elle était est devenue interne. Des observations de ce genre ont été publiées par divers chirurgiens. Deux exemples sont consignés dans la clinique de Dupuytren. J'en ai vu moi-même un cas dans le service de M. Blandin, un autre dans le service de M. Nélaton. Enfin, M. Demeaux rapporte un fait analogue qui lui a été communiqué par M. Bérard.

3° Quand il opère la hernie étranglée, le chirurgien peut être trompé par l'aspect du sac herniaire et le prendre pour l'intestin lui-même. Des erreurs de ce genre ont été commises par les auteurs les plus distingués ; et si quelquefois il est arrivé d'ouvrir l'intestin lorsqu'on ne croyait pas avoir encore ouvert le sac, dans d'autres cas celui-ci a été isolé des parties voisines, débridé de toutes parts et réduit dans le ventre avec la partie d'intestin qu'il contenait. Tel est le fait rapporté par Saviard. M. Velpeau a, dans un cas, commis la même erreur ; il s'agissait d'une hernie crurale. Dès que le sac fut découvert, on crut avoir affaire à une portion d'intestin dépourvue de péritoine. La tumeur fut isolée de toutes parts et réduite dans le ventre La malade ne tarda pas à succomber et on trouva, à l'autopsie, le sac herniaire réduit en masse, et contenant une anse intestinale étranglée.

Dans ces circonstances où ira se placer la tumeur ? Quelquefois le péritoine décollé de la paroi abdominale, permet au sac de se placer dans le tissu sous-jacent, entre lui et les couches aponévrotiques, souvent on le trouvera logé dans la fosse iliaque, un peu plus en dehors et un peu plus profondément dans la hernie crurale, un peu plus en dedans dans la hernie inguinale

Il est un autre mode de déplacement du sac qui, jusque dans ces derniers temps, n'a été signalé par aucun auteur. Je veux parler de son renversement du côté du péritoine, à la manière d'un doigt de gant. M. Démeaux en rapporte un exemple remarquable qui lui a été communiqué par notre ancien collègue le docteur Ch. Fournier. Dans ce cas, le chirurgien, croyant avoir découvert l'intestin, isola le sac de toutes parts, débrida les anneaux fibreux et pratiqua la réduction. Comme il y avait un commencement de gangrène, la mort survint rapidement, à la suite d'un épanchement de matières fécales. A l'autopsie, on trouva dans l'abdomen des traces de péritonite; le mésentère est rouge, friable, recouvert de fausses membranes; le péritoine n'est ouvert dans aucun point de son étendue. Au niveau de l'orifice supérieur de l'anneau crural gauche on voit une petite tumeur membraneuse en forme de mamelon, large à son sommet, faisant une saillie d'environ un pouce dans l'abdomen et formée par le sac renversé. En introduisant le doigt dans la plaie, on arrive dans la cavité de ce mamelon qui n'a aucune communication avec le péritoine. C'est l'extrémité du doigt de gant formé par le sac et par les parties cellulo-fibreuses qui le recouvrent.

Enfin il est une variété signalée par M. Laugier et que je dois mentionner ici, parce qu'elle est la conséquence de l'organisation du collet. Il ne s'agit plus d'une réduction simultanée du sac et des organes herniés, mais d'un arrachement du collet qui, détaché par les efforts du taxis, a été refoulé dans le ventre en conservant avec l'intestin hernié les mêmes rapports.

§ II. *Déplacement du côté des téguments*. 1° On comprend aisément que si le collet du sac n'est pas intimement uni au pourtour de l'ouverture fibreuse, il pourra, sous l'influence de la pression des organes, s'éloigner graduellement de l'anneau et former un nouvel étranglement, sur le même sac herniaire. On trouve, en effet, dans les auteurs, des exemples d'étranglement double et triple du sac herniaire, étranglements éloignés du collet à des distances variables. Arnaud, Reiley, Sandifort, Gaulmin en parlent d'une manière très-précise; M. J. Cloquet en a cité plusieurs exemples; moi-même j'en ai rencontré deux cas. Scarpa (p. 119), a consacré un chapitre à la description des rétrécissements qui se forment quelquefois dans le corps du sac herniaire. Il les a rencontrés trois fois, dont deux fois sur des hernies de la tunique vaginale, une fois seulement sur la hernie inguinale ordinaire. « On remarquait, dit-il, à la partie moyenne du sac, une rainure circulaire, profonde, qui le divisait en deux cavités bien distinctes, situées l'une au-dessus de l'autre, et séparées par un bord large, dur, saillant à l'intérieur et qui paraissait formé par un repli du sac lui-même. La cavité supérieure était plus large et plus profonde que l'inférieure. » Si ces resserrements n'avaient lieu que dans les hernies congéniales, on en trouverait une explication satisfaisante dans les remarques de Camper sur la forme naturelle de la tunique vaginale ; mais comme on les rencontre aussi dans les hernies accidentelles, il faut admettre le mode de formation que j'ai indiqué plus haut. Dupuytren regardait cette complication comme assez fréquente, et plusieurs fois dans sa pratique, il a eu à débrider des étranglements ainsi disposés. » Ces rétrécissements successifs sont, dit-il, plus fréquents qu'on ne l'imagine ; ils n'ont pas lieu seulement le long du collet du sac, il peut en exister, comme cela se voit souvent, sur toute la longueur du sac herniaire, qu'ils partagent en deux ou trois tumeurs séparées par autant de sillons, de resserrements apparents à la surface de la tumeur et sensibles à son intérieur par des brides plus ou moins exactement circulaires ; là aussi, nous avons rencontré, dans plus d'un cas des étranglements étrangers non-seulement à l'anneau, mais à l'orifice du collet du sac herniaire. »

2° Si une hernie existe déjà et que le collet s'organise et se resserre, de nouveaux efforts peuvent le refouler en bas ; s'il est détaché en totalité de l'anneau, il y aura deux sacs superposés, comme je l'ai indiqué dans le paragraphe précédent ; si au contraire il est adhérent par un des points de son pourtour, il restera fixé par cette partie, mais un nouveau sac ne s'en formera pas moins, non plus au-dessus, mais à côté de lui. C'est toujours par le refoulement des collets déjà organisés que ces complications ont lieu, le même mécanisme les produit, elles ne diffèrent entre elles que par le siége de l'ouverture qui fait communiquer le premier sac avec le nouveau,

Scarpa avait déjà signalé l'existence d'une hernie inguinale double du même côté, mais il pensait qu'elle était toujours formée par la réunion de la hernie accidentelle avec la hernie congéniale. Ces cas sont assurément les plus fréquents, mais aujourd'hui il n'est plus possible de révoquer en doute la présence de deux hernies accidentelles, placées l'une à côté de l'autre, du même côté et dans la même gaine. Nous venons de voir par quel mécanisme elles se produisent.

Pour que de pareilles dispositions aient lieu, il faut que le premier collet soit considérablement rétréci et résistant, par conséquent dans les conditions les plus favorables à la production d'un étranglement, si des organes le traversent. L'organe hernié à travers cette ouverture ne sera pas en rapport avec la capacité du sac, mais bien avec le diamètre du collet. Comme celui-ci n'a été refoulé qu'à cause de son étroitesse, il en résultera ; A. Qu'une petite portion d'intestin viendra s'étrangler. B. Que le sac, après l'étranglement pourra se remplir de sérosité, par conséquent la tumeur augmentera de volume ; C. Que le calibre de l'intestin pourra n'être pas complètement saisi par le collet, et le cours des matières n'être pas interrompu ; D. La possibilité de la réduction des organes contenus dans le second sac, la persistance des accidents, et par suite une erreur grave de diagnostic.

3° Une tunique vaginale dont l'ouverture de communication n'est pas oblitérée, présente avec un sac herniaire ordinaire, une analogie parfaite. Aussi la pression des organes peut-elle lui faire subir une modification identique. Si la tunique vaginale est refoulée directement en bas, un sac herniaire ordinaire se formera au-dessus du sac congénial; la communication aura lieu par le collet de celui-ci. Mais il peut arriver pour la hernie congéniale, comme pour la hernie accidentelle, que le collet du sac ayant contracté des adhérences plus fortes dans un point de la circonférence, le refoulement ne soit que partiel, et alors le nouveau sac se trouve placé à côté du premier, l'ouverture de communication étant plus ou moins haut, suivant le degré de refoulement. Des faits de ce genre ont été rapportés par Arnaud, Wilmer, Brugnone, Masselin, Scarpa; mais aucun d'eux n'a cherché à expliquer le mécanisme de cette disposition.

Puisqu'il existe deux sacs, il existera aussi deux collets; l'étranglement pourra avoir lieu au niveau de chacun d'eux. Dans les deux cas, il y aura des complications qu'il est utile de faire connaître. Si l'étranglement a lieu au niveau du collet inférieur, l'organe hernié aura un volume peu considérable, en rapport avec l'étroitesse de l'ouverture; mais peu de temps après l'étranglement, l'organe hernié sécrétera une grande quantité de sérosité, il se produira ainsi une hydrocèle consécutive et symptomatique qui pourra faire méconnaître la nature et le siége de la maladie. Du côté du sac supérieur, il n'y aura pas constriction à l'orifice péritonéal, par conséquent un certain degré de réduction sera encore possible. Si dans l'opération on ouvre celui-ci le premier, l'état des organes contenus, la largeur de l'ouverture supérieure pourront faire passer l'étranglement inaperçu.

Lorsque l'étranglement aura lieu au collet supérieur, le sac inférieur sera vide au moment de l'étranglement; mais peu de temps après l'accident, la sérosité, secrétée dans le sac où siége la constriction, pénétrera dans le sac inférieur, et produira une hydrocèle plus ou moins volumineuse. Si les organes étranglés se gangrènent, les liquides putrides pénétreront dans la tunique vaginale, quoiqu'aucun organe ne soit contenu dans sa cavité.

On trouve dans les transactions philosophiques de la Société royale de Londres, un fait communiqué par Lecat, dans lequel l'intestin était passé du sac herniaire dans la tunique vaginale. La clinique de Dupuytren contient plusieurs exemples, dans lesquels, dit-on, le même accident est arrivé. Je suis loin de nier ces faits, mais je récuse l'explication. Dans les cas où on a cru à la rupture simultanée du sac et de la tunique vaginale, il existait du même côté une hernie accidentelle et une hernie congéniale; l'hydrocèle étant alors presque toujours consécutive.

4° Si le sac supérieur acquiert une grande capacité, il peut se faire qu'il dépasse en bas le niveau du sac primitivement formé, et communique avec lui, non par le fond, mais par un des côtés. J'ai observé une fois sur le cadavre une disposition semblable. M. Demeaux a présenté à la Société Anatomique une tumeur calcaire du volume d'une noix, qu'il avait trouvée dans un petit sac placé sur la paroi d'un autre, et qui nous parut être une masse épiploïque dégénérée. Si l'étranglement a lieu par l'ouverture qui fait communiquer les deux sacs, la réductibilité presque complète de la tumeur peut inspirer au chirurgien une sécurité trompeuse, et lui faire méconnaître la maladie, surtout si la hernie n'était pas complètement réductible avant l'apparition des accidents. Si c'est le collet du sac supérieur qui est le siége de la constriction, le sac latéral vide d'intestin se remplira de sérosité, et suivant son volume, masquera plus ou moins la hernie, le plus souvent placée derrière.

5° Enfin il peut exister, dans la même hernie, deux sacs herniaires dont l'un soit oblitéré. M. Pigné, dans le mois de novembre 1839, a présenté à la Société Anatomique un cas de ce genre ; il avait trouvé dans le scrotum d'un homme qui portait une hernie volumineuse, une tumeur placée sur la paroi du sac ; celle-ci étant divisée, fut trouvée remplie d'épiploon. Il n'était donc pas douteux qu'elle eût communiqué avec le péritoine. Ici, le sac que nous trouvons fermé de toutes parts, peut avoir été refoulé lorsque l'ouverture était déjà effacée, ou lorsqu'un simple resserrement avait lieu, l'oblitération étant consécutive au réfoulement. Cette disposition ne peut guère produire d'accidents graves; elle ne joue aucun rôle dans les étranglements. Si le sac est vide, il peut devenir le siége d'une hydrocèle; s'il renferme de l'épiploon, il peut être le siége de dégénérescences diverses.

Ce n'est pas seulement à l'orifice naturel d'un sac herniaire qu'une hernie se trouve étranglée ; elle peut l'être aussi par les bords d'une déchirure survenue par suite d'efforts sur quelques points du sac. La plupart des faits sur lesquels on a fondé cette opinion ne sont pas suffisamment établis ; souvent un rétrécissement du sac dans sa partie moyenne aura été pris pour une perforation, et on aura jugé qu'il y avait rupture, dans les hernies de naissance, où les organes déplacés étaient en contact immédiat avec les testicules. Néanmoins quelque rare que puisse être cette rupture, quelqu'invraisemblable qu'elle paraisse d'abord, elle a été observée par J. L. Petit et par Boyer. On en trouve un exemple remarquable dans la clinique de Dupuytren (p. 694).

« Un fort de la halle était affecté depuis long-temps d'une hernie inguinale très volumineuse, du côté droit; cette hernie qui rentrait et sortait facilement n'avait jamais été contenue, lorsqu'ayant fait par suite d'une gageure un grand effort pour charger et porter un fardeau très pesant, il éprouva une violente douleur en même temps qu'une augmentation subite dans le volume de la hernie. Des coliques, des nausées, des hoquets, des vomissements ne tardèrent pas à survenir, ainsi que la constipation. Ces symptômes continuèrent et s'aggravèrent pendant cinq jours, temps au bout duquel il vint à l'Hôtel-Dieu. Dans le doute où on était sur la nature de la tumeur, et à cause de l'état général du malade, on s'abstint de toute opération. Il mourut le lendemain du jour de son entrée. A l'autopsie on trouva une partie du canal intestinal distendue, une autre rétrécie, comme dans les hernies étranglées. Cependant il n'y avait d'étranglement ni à l'orifice, ni dans la longueur du sac, ni à l'anneau inguinal; mais à la partie inférieure et externe du sac herniaire, l'intestin était engagé dans une ouverture étroite, inégalement arrondie, et par les bords de laquelle il était étranglé. Cette ouverture conduisait à une vaste poche, formée aux dépens du tissu cellulaire des bourses, et dans laquelle se trouvait développée une anse d'intestin grèle, de huit à dix pouces de longueur. Cette anse était livide et noire, environnée de sang altéré. Le tissu cellulaire déchiré s'était arrondi en une poche irrégulière qui embrassait toute la partie inférieure du sac. Ce tissu était rempli au loin de sang infiltré comme dans une forte ecchymose. L'intestin étranglé, le sac formé par le tissu cellulaire, la peau et les parties voisines répandaient une odeur de gangrène et de putréfaction. »

Les exemples d'étranglement par l'épiploon sont tellement rares qu'il doit me suffire de les signaler. L'épiploon étrangle de diverses manières : tantôt par suite des altérations qu'il subit, tantôt par les adhérences qu'il contracte avec le sac, tantôt enfin par sa rupture. Dans ce dernier cas, l'étranglement arrive subitement, comme pour la hernie ombilicale, dont a parlé Baudeloque ; ou bien au bout d'un temps plus ou moins long, par suite de l'épaississement que subit le contour de la déchirure, comme dans l'exemple de hernie inguinale, cité par Arnaud, (mémoires de chirurg. T. 2) et dans celui de hernie crurale, cité par Callisen, (acta hafniensia).

CONCLUSIONS :

1° Dans la hernie inguinale, l'étranglement peut être produit par les anneaux ; il l'est plus souvent par l'anneau abdominal que par l'anneau inguinal.

2° Dans la hernie crurale, l'étranglement n'a jamais lieu ni par l'anneau ni au niveau de l'anneau.

3° L'étranglement a lieu au niveau de la paroi de l'entonnoir que la hernie a traversé.

4° Le collet du sac ne peut déterminer l'étranglement que lorsqu'il a subi un certain degré d'organisation.

5° Ce mode d'étranglement est plus fréquent que celui qui est produit par les anneaux fibreux.

6° Dans l'état actuel de la science, il est impossible de déterminer leur degré de fréquence.

ARTICLE II.

Est-il vrai qu'il y ait un étranglement aigu qui soit inflammatoire, et un étranglement chronique par accumulation de matières fécales ?

Nous avons vu que l'idée favorite des anciens, l'accumulation de matières fécales dans la hernie, déjà un peu déchue au

XVIe siècle, avait été entièrement rejetée au XVIIe. En 1768, il parut dans le 4e tome des mémoires de l'Académie de Chirurgie, un mémoire de Goursand, destiné à remettre cette théorie en vigueur. L'auteur n'y touche pas même à la question de l'étranglement par l'anneau ou par le collet. Quel que soit l'orifice constricteur, il cherche par quel mécanisme la hernie s'étrangle. Mais voyons sur quels fondements il établit sa doctrine. Il y a, dit-il, deux espèces d'étranglements : l'un *par inflammation*, quand la constriction est forte, tels sont les cas où on a vu la gangrène survenir au bout de 36 heures. Mais l'auteur se met-il en peine de prouver qu'ici l'inflammation est la cause des accidents? Nullement. Il affirme, et ne rapporte pas une seule observation en preuve. La deuxième espèce est dite par *engouement des matières*. Elle est établie sur un passage de Franco, appuyé sur l'autorité de Couillard, et de quelques observations insignifiantes pour l'objet en discussion. Ainsi une pure et simple assertion de Goursand a suffi pour faire admettre en France cette théorie de l'engouement. Mais à voir l'embarras des chirurgiens, on comprend de suite que la réalité de cet accident n'est pas aussi évidente qu'on le pense généralement. Presque tous, en effet, ont essayé de décrire dans des articles séparés l'engouement et l'étranglement ; et il est fort aisé de voir que les descriptions se ressemblent, et que les symptômes sont les mêmes, à l'intensité près, cette intensité étant moindre dans le premier que dans le second. Boyer s'y est pris d'une autre manière : il a parlé de l'engouement dans son article de l'étranglement ; il a dit que la hernie pouvait s'étrangler par engouement, la distension de l'intestin amenant une inflammation. En effet, si l'accumulation des matières fécales dans l'intestin est réellement pour quelque chose dans l'étranglement, c'est en déterminant une inflammation. Mais la chose est-elle aussi fréquente que les auteurs semblent le dire généralement? Telle est la question que nous devons examiner.

Bien que pour le moment je ne veuille pas m'occuper de l'étranglement par inflammation, je dois dire que les expériences de B. Travers, corroborées par celles de M. Jobert, tendent à prouver que dans l'étranglement par inflammation, il n'y a pas inflammtion, mais gangrène. Il est vrai qu'on pourrait leur reprocher de ne pas représenter toujours exactement ce qui se passe chez l'homme. Quoiqu'il en soit, voyons ce qu'on doit penser aujourd'hui de l'étranglement par engouement des matières.

Dans un mémoire publié en 1841, M. Malgaigne s'est efforcé de démontrer que cette espèce d'étranglement n'est autre chose qu'une inflammation du sac herniaire. Il y a accumulé les observations faites sur le vivant et sur le cadavre, assigné les conditions étiologiques, et les termes du diagnostic. Les faits qu'il m'a été donné d'observer pendant mon internat à la Salpêtrière, confirment de tout point les idées du chirurgien de Bicêtre. Aussi je veux ajouter seulement quelques observations et quelques remarques à celles qu'il a déjà publiées.

L'engouement, dit-on, provient surtout de l'accumulation d'excrements durcis. Mais précisément l'immense majorité des hernies, petites ou grosses, est constituée par l'intestin grèle, où il n'y a pas d'abord d'excréments, comme chacun sait, et surtout où il n'y a jamais de matières dures. On s'est laissé tromper par la dureté de certaines hernies irréductibles. et j'ai vu plus d'une fois commettre cette erreur que l'application du plessimètre aurait pu épargner. Toutefois M. A. Key pense que l'opinion généralement reçue, que les matières contenues dans l'intestin ne présentent l'état fécal d'une manière prononcée qu'après avoir franchi la valvule iléo-cœcale, et après avoir été soumis à l'action des gros intestins, n'est vraie que lorsque le mouvement péristaltique de l'intestin s'exécute d'une manière normale; mais que, quand le passage des matières est intercepté, celles-ci prennent le caractère fécal, même dans l'iléon.

Si le gros intestin était engagé dans la hernie, ne s'y ferait-il pas au moins cette accumulation d'excréments, jusqu'ici presque inadmissible? Rien de plus naturel au premier abord. Cependant si on se rappelle les cas de hernies étranglées à l'opération desquelles on a assisté, on ne se souvient pas d'avoir souvent noté ce fait ; si on consulte les observations consignées dans les livres, on le trouve à peine signalé. M. Goyrand a publié, dans *la Presse Médicale*, l'observation d'une hernie, chez un enfant, dont l'anse intestinale étranglée était remplie de matières fécales ; et je vois au milieu des faits rapportés, par O'Beirne (Dublin-Journ. of med. sept. 1838), un cas dans lequel des excréments solides et durs remplissaient la capacité de l'intestin étranglé. Mais ce sont là des faits tout-à-fait exceptionnels. Et, d'ailleurs, à quelle cause attribuer, si ce n'est à l'inflammation pure et simple, ces accidents auxquels donnent lieu, dans certains cas, les hernies épiploïques, accidents qui simulent parfaitement ceux de l'étranglement, et pour lesquels on a pratiqué une opération trop souvent funeste, tandis qu'ils auraient disparu par l'emploi des antiphlogistiques. Ainsi donc nous pensons que tous les phénomènes morbides que jusqu'à présent on avait rapportés à l'étranglement par accumulation des matières, sont dus à l'inflammation soit de la séreuse, soit des viscères contenus dans la hernie, de l'épiploon avec le tissu adipeux, de l'intestin avec toutes ses tuniques.

Cette inflammation se présente à divers degrés que l'on peut cependant rallier à deux types principaux, l'inflammation adhésive et l'inflammation suppurative

L'inflammation adhésive est fréquemment légère, fugace ; se révélant par des coliques plus ou moins vives qui s'apaisent par le séjour au lit, par l'application de cataplasmes, par l'usage de boissons chaudes et légèrement diaphorétiques. Ces légères phlogoses n'affectent guère que les hernies non contenues ou habituellement mal contenues. Les temps humides, les variations atmosphériques, les excès de table, certaines variétés d'aliments, ont une influence marquée sur le développement de ces phénomènes.

A ce premier état, la hernie est encore réductible, mais pour peu que ces accidents continuent, elle devient irréductible. Cette difficulté de réduire la tumeur se manifeste plus spécialement dans les épiplocèles, alors même que le malaise est fort léger du côté de l'abdomen. A un degré un peu plus considérable, l'irritation donne lieu à des douleurs dans la tumeur et dans le ventre, à une constipation assez opiniâtre, et même à des vomissements abondants, en un mot, à une série de symptômes qui peuvent faire croire à un étranglement. Dans les épiplocèles, on constate des adhérences plus ou moins étendues de l'épiploon avec les parois du sac. Dans les entérocèles, ces adhérences se rencontrent beaucoup plus rarement. Est-ce une raison pour nier, dans ces cas, l'inflammation adhésive? Nullement; et en effet, n'est-il pas juste de penser que les adhérences ont besoin, pour se produire, d'un contact prolongé des parties. Or, ce contact a lieu bien plus aisément dans l'épiplocèle que dans l'entérocèle, les intestins par leur mouvement péristaltique, par leur variation de distension, ne restant pas aussi bien en contact avec les mêmes points du sac herniaire. On dirait vraiment que la lymphe plastique, qui est alors sécrétée, dispersée par ces frottements continus, descend alors par son propre poids vers le fond du sac herniaire; et que, si elle ne trouve pas là quelque portion d'épiploon à coller au sac, elle demeure du moins elle-même collée à celui-ci qu'elle épaissit et auquel elle est intimement incorporée. Lorsque la péritonite est bien prononcée, on n'a pas pu jusqu'à présent constater la présence d'une sérosité abondante. Dans les cas d'étranglement vrai, il n'est pas très-rare, au contraire, de la rencontrer en assez grande quantité; cela tient assurément à ce que la sécrétion est bien plutôt le résultat d'un obstacle à la circulation vieneuse que d'une inflammation des séreuses.

Quoiqu'il en soit, est-il possible de reconnaître qu'il y a inflammation pure et simple du sac herniaire et des parties contenues ou étranglement? C'est là le point important de la question.

Il y a là une difficulté réelle, et que je ne cacherai point. Richter a parlé un des premiers du diagnostic en ces cas. Il a dit: « L'homme affecté d'une hernie volumineuse peut avoir dans la portion d'intestin qui la forme, une colique ordinaire avec constipation et vomissement qu'un chirurgien peut prendre pour une attaque d'étranglement. » Boyer a dit aussi : « Une inflammation qui se développerait spontanément et sans cause externe dans une hernie ancienne et volumineuse pourrait produire des symptômes semblables à ceux d'une hernie étranglée ; heureusement un tel accident est *fort rare*, *et il n'est pas bien certain qu'on l'ait jamais observé.* » M. Malgaigne prétend, au contraire, qu'il est très-fréquent, et nous sommes de son avis. Au reste, voyez à cet égard la marche des idées. Tous les chirurgiens ont vu qu'il est un certain nombre de hernies qui n'ont pas besoin d'être opérées, et pour lesquelles la prudence ordonne d'attendre. Or, dans ces cas, dit Richter, il y a étranglement spasmodique ; il y a étranglement par engouement, dit Goursand ; il y a péritonite herniaire, d'après M. Malgaigne. Personne aujourd'hui ne voudrait soutenir l'existence de l'étranglement spasmodique ; l'engouement compte peu de partisans ; et je crois que le plus sage est d'expliquer par l'inflammation la plupart de ces cas.

Toutefois, il ne faut pas dissimuler les objections que peut soulever une telle manière de voir. La première se tire de la légèreté, de la fugacité de ces petites coliques herniaires, qui sont pour nous la péritonite au premier degré. A quoi on peut répondre, par analogie d'abord, que beaucoup d'adhérences pleurales, témoignage non équivoque de l'inflammation adhésive, se rencontrent chez des sujets qui n'ont eu dans leur vie que des douleurs légères et fugitives, connues sous le nom de *points de côté.* Puis par une preuve plus directe, qu'un grand nombre d'adhérences de l'épiploon avec le sac, se rencontrent également chez des sujets qui n'ont jamais éprouvé d'accidents durables du côté de la hernie.

Mais dira-t-on encore, dans la plupart des cas, les hernies ont été réduites, et les accidents ont cessé par le seul fait de la réduction, et cela vous suffit pour conclure qu'il y avait inflammation et non étranglement. La conclusion n'est pas péremptoire, car un étranglement peut céder; il peut céder surtout quand il n'est ni brusque ni très-serré, à moins d'admettre toutefois que l'étranglement ne soit un obstacle invincible à la réduction et surtout à moins d'avoir prouvé que cette idée est juste. A cela M. Malgaigne nous dit que le fait est là qui répond pour lui-même, que l'objection n'est grave que pour ceux qui ne distinguent point les nuances si tranchées de l'inflammation; que ce caractère de disparition si rapide se rencontre dans les coliques abdominales; qu'il suffit également pour dissiper une douleur pleurale de se coucher sur l'autre côté ou de changer les rapports de la plèvre par une large inspiration.

En dehors de ces circonstances, il est certains phénomènes qui peuvent éclairer le diagnostic. En général, le malade est vieux, par conséquent on ne doit pas présumer que la hernie se soit faite à travers un resserrement de la tunique vaginale, et partant qu'un étranglement puisse être dû à cette cause; la hernie est ancienne, volumineuse, elle n'a pas été suffisamment contenue. Il n'a donc pu se former de rétrécissement au collet du sac et les anneaux fibreux sont éraillés; le plus souvent il est possible de constater l'absence de toute striction à l'anneau inguinal externe. Enfin, la marche et l'intensité des symptômes peuvent être d'une grande utilité, bien qu'ils puissent laisser dans l'embarras le chirurgien le plus consommé.

En résumé, nous pensons donc qu'on peut dans la plus grande majorité des cas, admettre les conclusions de M. Malgaigne, à savoir :

1° Que dans toutes les hernies anciennes, volumineuses, qui n'ont jamais été contenues par un bandage ou pour lesquelles ce bandage a été depuis longtemps délaissé, il n'y a pas d'étranglement réel, l'anneau ou les anneaux étant beaucoup plus larges que ne le requiert le volume de la hernie.

2° Que dans les épiplocèles purs, de quelque volume qu'ils soient, le plus souvent c'est une péritonite adhésive ou suppurative qui a lieu. Et, à cette occasion, faisons remarquer l'inconséquence des chirurgiens qui, opérant pour détruire un prétendu étranglement et trouvant l'épiploon altéré, le soumettent à la ligature, c'est-à dire à un étranglement dix fois plus énergique que celui pour lequel ils avaient fait l'opération.

ARTICLE III.

Conclusions thérapeutiques.

Nous avons démontré, dans le cours de ce travail, que la distinction des étranglements, en étranglement par inflammation et en étranglement par engouement, n'est plus admissible aujourd'hui. Partant, il doit s'en suivre de notables modifications dans la thérapeutique conseillée jusqu'à ce jour par les auteurs. En effet, nous posons en principe que dans toutes les hernies intestinales anciennes, volumineuses, qui n'ont jamais été contenues par un bandage ou pour lesquelles le bandage a été depuis longtemps délaissé, que dans les épiplocèles de quelque volume qu'ils soient, l'opération est toujours irrationnelle et doit être désormais abandonnée par les chirurgiens.

On pourra élever des difficultés touchant l'application. Mais nous répondrons d'abord que, pour les hernies intestinales avec ou sans épiploon qui se trouvent dans les conditions requises, nous n'admettons avec M. Malgaigne, aucune exception. Les exceptions se présentent seulement dans les cas où les hernies moins anciennes ou moins volumineuses laissent craindre quelque complication d'étranglement sur-ajouté à la péritonite. Une autre objection, bien plus réelle, a trait aux épiplocèles ; car, lorsqu'ils sont d'un volume médiocre, ou même exigu, comment s'assurera-t-on que, sous l'épiploon, il n'y a pas quelque anse intestinale? A quoi je répondrai que, pour peu qu'il y ait une anse complète, on parviendra généralement à la reconnaître à l'aide de la percussion plessimétrique, et que s'il n'y a qu'une portion du calibre de l'intestin qui soit pincée dans la hernie, de telle sorte que le plessimètre soit impuissant à la découvrir, mieux vaut encore agir comme s'il n'y avait qu'une inflammation simple, et courir même le risque d'une petite gangrène de l'intestin ; la fistule stercorale qui en résultera sera toujours moins redoutable que l'opération même.

Peut-être ce dernier précepte paraîtra-t-il beaucoup trop téméraire? Aussi suis-je heureux de pouvoir m'appuyer sur l'autorité d'un chirurgien qu'on n'a jamais accusé de témérité, mais qui, à force d'expérience et de prudence, est plus d'une fois arrivé aux plus hardies innovations.

Mais quelles sont cependant les indications réelles et les moyens de les remplir? Avant tout, il importe de s'assurer si la hernie rentrait en partie ou en totalité avant l'accident, et si encore, le malade pouvant la faire rentrer, il la gardait dans l'abdomen sans gêne et sans douleur. Car dans ce dernier cas il faudrait bien se garder d'opérer le taxis ; on risquerait en réussissant d'amener une mort prompte et inattendue. Quand les circonstances sont favorables, et qu'on est appelé de bonne heure, avant que la peau du scrotum participe à l'inflammation, le taxis est le premier de tous les moyens. S'il ne réussit pas une première fois, on peut recouvrir la tumeur de cataplasmes, mettre le malade dans un bain, prescrire un lavement de tabac, puis revenir une deuxième fois au taxis ; cette manière d'agir est fondée sur ce fait bien constaté, que souvent l'inflammation paraît le résultat du déplacement unique des viscères, et que leur réduction a suffi pour la dissiper. Mais on ne saurait recommander une trop grande douceur dans les manœuvres de réduction ; que le chirurgien se souvienne qu'il a affaire à des organes enflammés, que des pressions sans règle et sans mesure peuvent facilement conduire à la gangrène ; et s'il trouve trop de résistance, qu'il sache s'abstenir. Si donc le taxis échoue, il ne faut plus s'occuper que de l'inflammation ; lui apposant la position déclive, les cataplasmes tièdes ou froids, les sangsues au besoin ; évitant les vomissements en épargnant les boissons, trompant la soif avec des morceaux de glace, et même soutenant les forces par quelques cuillerées de bouillon.

Ces indications sont les mêmes pour l'épiplocèle que pour l'entérocèle ; si ce n'est que l'épiplocèle permet généralement beaucoup plus tôt de recourir à des boissons restaurantes et même à des aliments solides.

Lorsque la période de déclin est venue pour l'inflammation, il faut revenir au taxis. Pour l'entérocèle, le taxis a le double but d'empêcher des adhérences de s'établir, et de donner à l'intestin toute liberté d'accomplir ses fonctions, ce qu'il fait mieux dans l'abdomen que partout ailleurs. Pour l'épiplocèle, le but unique est d'éviter les adhérences, bien plus promptes à se former ici que dans l'entérocèle, et qui, s'organisant de préférence vers le fond du sac, n'ont pas seulement cet inconvénient de s'opposer plus tard à la réduction, mais en maintenant le pédicule épiploïque dans l'anneau, tiennent la porte ouverte à une hernie intestinale, et rendent très-difficile l'application régulière et efficace des bandages.

Que si l'inflammation trop intense a passé à la période suppurative, il est bien remarquable qu'en général des fausses membranes, des adhérences plus ou moins solides interceptent presque toujours la communication entre le grand péritoine et le sac herniaire. Celui-ci représente alors une sorte d'abcès enkysté qu'il faut ouvrir largement comme un abcès, mais sans chercher à détruire ces adhérences bienfaisantes, et en laissant agir la nature. La même conduite est exigée dans les abcès de ce genre, compliqués d'une fissure de l'intestin. Que si enfin l'inflammation est trop étendue pour céder aux moyens indiqués, il faudrait déplorer le cas comme désespéré ; mais laisser du moins naturellement mourir le malade, sans hâter sa fin par une opération que rien ne saurait justifier.

Nous avons cru devoir insister sur ces considérations, car en s'écartant de la pratique que nous conseillons, les chirurgiens ont trop souvent compromis, à la fois, l'art et la vie des malades ; et ce n'est pas sans étonnement que nous voyons un chirurgien d'un immense savoir, Boyer, affirmer que l'opération de la hernie n'est pas dangereuse par elle-même ; qu'elle réussit presque toujours quand on la pratique avant que les parties ne soient affectées d'inflammation, et que, lorsque l'issue en est malheureuse, la mort du malade doit être attribuée à l'inflammation et à la gangrène de l'intestin, plutôt qu'à l'opération. Certes, il faut bien que la mort de l'opéré soit attribuée à quelque chose : mais n'est-il pas effrayant de lire dans un ouvrage qui sert encore de guide aux praticiens, que l'opération de la hernie n'est pas dangereuse par elle-même, quand en réalité elle est plus funeste que l'opération de la taille. Cette assertion, Boyer l'avait d'ailleurs reçue et acceptée toute faite. Dès le XVIIIe siècle, Pott affirmait que, sur cinquante opérés on n'en perdait pas un seul, quand on opérait habilement et à propos (Œuv. de Pott.—t. I, p. 460) ; et Pelletan rendait parfaitement compte de l'opération : Qu'est-ce autre chose, en effet, sinon *une plaie aux téguments*, *l'ouverture d'un sac membraneux*, *et l'incision simple ou multiple d'une aponévrose ou d'une corde tendineuse ?* Et comment s'imaginer avec de tels éléments qu'elle puisse seulement être comptée pour grave et dangereuse. Or, il faut le dire bien haut, cette opération si bénigne, quelquefois compte des séries de 6, 7, 8 morts sans une seule guérison. Et si on veut savoir quelles sont les véritables chances dans les hôpitaux de Paris, qu'on consulte les relevés de M. Malgaigne : sur 183 opérations pratiquées dans un espace d'environ cinq années, de 1836 à 1841, il y a eu 114 morts ; et notamment sur des sujets de 50 à 80 ans, 97 opérés ont donné 70 morts, c'est-à-dire plus des trois quarts.

Espérons que désormais on ne se hâtera pas de procéder si légèrement à une opération si redoutable, et qu'on saura la réserver pour les cas où elle est de toute nécessité.

Si les différents moyens que nous avons indiqués plus haut doivent seuls être employés dans les cas de péritonite herniaire, et suffisent souvent pour amener la réduction de la tumeur ou tout au moins la disparition des accidents, on conçoit qu'il ne doit plus en être ainsi lorsqu'il s'agit d'un véritable étranglement. Aussi, lorsqu'une hernie est peu volumineuse, qu'elle s'est étranglée au moment de son apparition, que la douleur augmente rapidement et gagne le ventre en quelques heures, que les vomissements sont répétés et prennent le caractère stercoral, ce serait en vain, ce serait avec danger même qu'on insisterait sur l'emploi de ces moyens. Les purgatifs, les lavements purgatifs, narcotiques ou irritants, les topiques réfrigérants, belladonés, opiacés, les saignées copieuses, soit générales, soit locales, le taxis même, ne peuvent guère ici trouver leur emploi. C'est à peine si le taxis doit être employé sans crainte dans les cas où on est appelé pendant les deux ou trois premières heures. Les chirurgiens qui, dans ces circonstances, ont eu recours au taxis *forcé* ou *continu*, n'ont pas dit tous les revers qu'ils ont éprouvés. Si donc, dans la péritonite herniaire, nous rejetons l'opération comme irrationnelle et dangereuse, nous ne craignons pas, dans l'étranglement, de la conseiller lorsqu'une première tentative de réduction a échoué.

Je ne veux pas décrire ici l'opération de la hernie; cependant en passant en revue les divers temps, j'insisterai sur quelques particularités qui me paraissent dignes d'intérêt.

La section de la peau ne présente rien d'important à signaler, si ce n'est qu'il convient de découvrir la tumeur ainsi que je le dirai plus tard, soit par une seule incision, soit par des incisions multiples, comme le conseillent quelques chirurgiens. La tumeur étant mise à découvert, il importe de savoir si on ouvrira le sac, ou si seulement on débridera les ouvertures fibreuses, sans l'ouvrir. Ce point est à mes yeux de la plus haute importance; et si j'ai insisté aussi longuement sur le siége précis de l'étranglement, c'était surtout dans le but d'arriver à la solution de cette question. En effet, le mode opératoire qui consiste à débrider sans ouvrir le sac, nous semble offrir de nombreux avantages. Le principal est de placer les parties à peu-près dans les mêmes conditions qu'après la réduction par le taxis. Car laisser le péritoine intact, c'est supprimer l'agent le plus actif de l'irritation qui le menace. Il serait d'ailleurs facile de démontrer que la principale cause de mort, chez les sujets opérés par le procédé ordinaire, est la péritonite ; or, le débridement à l'extérieur du sac est un moyen presque assuré d'éviter l'inflammation péritonéale consécutive à la herniotomie, et d'abaisser ainsi le chiffre effrayant de la mortalité qui l'accompagne.

De plus, en agissant ainsi, on ne court aucun risque de blesser l'intestin avec le dos de l'instrument, ce qui est arrivé deux fois à la connaissance d'A. Cooper. Dans un de ces cas, le malade mourut par suite d'épanchement dans le péritoine ; dans l'autre cas, on fut obligé de retenir l'intestin dans le sac, afin de permettre aux matières de passer par la plaie extérieure.

Enfin un autre avantage attaché au débridement à l'extérieur du sac, c'est que, dans le cas où l'opérateur a ouvert une artère importante, l'artère épigastrique, par exemple (accident fort rare, il est vrai), on reconnaît de suite l'écoulement du sang, et on peut alors appliquer facilement une ligature, tandis que si le sac est compris dans l'incision, le sang s'écoule dans la cavité péritonéale et peut déterminer des accidents mortels, dont la cause ne sera reconnue qu'à l'autopsie.

Si nous réclamons pour ce procédé une part dans la pratique, nous sommes loin de vouloir l'ériger en méthode générale. Nous devons dire même qu'il ne trouvera qu'assez rarement son application. Mais toutes les fois qu'on pensera avoir affaire à un étranglement produit par les anneaux, on devra y avoir recours. Or, nous avons établi ailleurs que pour que le sac puisse être une cause de constriction, il faut que les parois de son orifice aient subi un changement de structure qui augmente leur épaisseur ; que cet épaississement, cette transformation fibreuse n'a pas lieu dans toutes les hernies ; qu'elle ne peut exister que quand la hernie est produite depuis long-temps, et a été incomplètement contenue par un bandange. Donc, dans les cas où la hernie qu'on aura sous les yeux sera étranglée aussitôt que produite, ou bien encore quand elle sera de date récente, et qu'elle n'aura jamais été contenue par un brayer, quand enfin le doigt porté vers les ouvertures fibreuses aura constaté leur application immédiate sur un collet mince et extensible, le débridement sans ouverture du sac devra être préféré. D'ailleurs, si, après avoir incisé toutes les brides fibreuses, causes présumées de l'étranglement, la réduction ne pouvait être obtenue, il serait toujours temps d'ouvrir le sac et de débriter son orifice épaissi. Nous dirons plus loin comment, dans ces circonstances, le débridement doit être pratiqué.

L'ouverture du sac herniaire est un des temps les plus difficiles et les plus importants de la herniotomie. D'après Saviard et Louis, cette ouverture ne présenterait aucune difficulté :

« J'ai eu assez d'occasions de pratiquer cette opération, jamais le sac ne m'a donné plus de peine, ni plus d'embarras que la peau. On divise, pour ainsi dire, celle-ci du premier trait, et le sac du second. Il est utile qu'on sache qu'il n'y a pas plus de difficulté pour l'un que pour l'autre, et que la méthode d'ouvrir le sac promptement et sûrement doit succéder aux longues et pénibles dissections par lesquelles il semble qu'on ait cru devoir effrayer les chirurgiens. » (*Mém. de l'Acad. de Chir.* T. IV., p. 288).

Les chirurgiens modernes sont beaucoup plus craintifs et plus prudents ; ainsi ils regardent l'ouverture du sac herniaire comme un des temps les plus difficiles, les plus minutieux de l'opération, par conséquent celui qui exige de la part de l'opérateur sinon une grande habileté, du moins beaucoup de précaution. Il y a, en effet, différentes circonstances qui peuvent devenir une cause d'erreur et que je dois mentionner.

Dans certains cas, les enveloppes de la hernie ont subi des transformations telles qu'il est possible de confondre quelques unes d'elles soit avec le sac, soit avec l'organe contenu. Lorsques les couches superficielles ont été divisées, on arrive souvent sur une tumeur qui paraît complètement isolée, qui est lisse, tendue. Ceux qui n'ont pas pratiqué ou vu pratiquer un certain nombre d'opérations de hernie, croiront avoir affaire au sac herniaire lui-même, tandis que très souvent, avant d'arriver jusqu'à l'intestin on a encore à diviser plusieurs couches superposées. Il y a aussi une cause d'erreur, qui, quoique fort rare, n'est pas moins digne d'être signalée : c'est la présence d'une certaine quantité de liquide en dehors du sac. Quelquefois, après la membrane qui recouvre ce liquide, on arrive sur une couche cellulo-graisseuse dont l'épaisseur est très variable, surtout dans la hernie crurale, et après avoir traversé cette couche on arrive sur une nouvelle tumeur également isolée et tendue ; celle-là est le sac herniaire. L'ouverture de ce sac nécessite encore les plus grandes précautions. Au lieu de l'inciser à main levée, comme semblent le proposer Saviard et Louis, les chirurgiens modernes conseillent de saisir avec une pince la paroi du sac et de couper ensuite en dédolant au-dessous de la pince, de manière à pratiquer une très petite ouverture. S'il existe du liquide dans l'intérieur du sac, l'opération est singulièrement simplifiée, car un jet de sérosité annonce immédiatement que le sac est ouvert ; par conséquent, à l'aide de ciseaux minces ou d'un bistouri porté sur un instrument conducteur, on peut l'inciser dans l'étendue qu'on juge convenable. Si au contraire il n'existe pas de liquide entre le sac et l'intestin, que les deux surfaces séreuses adhèrent l'une à l'autre, les difficultés augmentent, et, malgré les plus grandes précautions, les chirurgiens les plus habiles, les plus expérimentés peuvent successivement diviser le sac et les parois intestinales.

Le sac étant ouvert, le chirurgien doit s'occuper, avant toutes choses, d'examiner l'état de l'intestin hernié. C'est ici un des points les plus difficiles et les plus délicats de la pratique chirurgicale. Dans quelques circonstances, l'intestin est manifestement sain, et alors on procède immédiatement au débridement et à la réduction. Dans d'autres cas, il est manifestement gangrené, et on établit un anus contre nature. Mais je dois ajouter que ces conditions extrêmes, dans lesquelles la diagnostic n'offre aucune difficulté, sont aussi les plus rares, et qu'on se trouve souvent dans la triste alternative d'établir un anus contre nature dont on connaît d'avance les funestes conséquences, avec l'arrière-pensée qu'on pouvait agir autrement, ou bien de réduire dans le ventre une portion d'intestin déjà affectée de gangrène, et qui doit par cela même déterminer des accidents mortels. Ici encore il est beaucoup plus facile de décrire les symptômes que d'en apprécier la juste valeur. Il est un point cependant que je ne crois pas devoir laisser passer sans discussion, c'est la question de savoir si, lorsque sur une anse intestinale étranglée, on voit une surface très peu étendue manifestement gangrenée, il convient d'en faire la réduction. Cette question me semble devoir être résolue par la négative. En effet, ne doit-on pas craindre que le travail pathologique continue ses progrès et détermine des accidents mortels? Cependant il ne faudrait pas en conclure que la mort est inévitable chaque fois qu'une petite surface d'intestin est le siége d'une eschare. Plusieurs faits nous démontrent la possibilité de la guérison; et, du reste l'anatomie pathologique nous en a indiqué parfaitement le mécanisme. Lorsque la portion d'intestin est réduite dans le ventre, l'eschare nécessite pour son élimination un travail phlegmatique, et nous savons que ce travail, en même temps qu'il produit l'élimination de l'eschare, détermine aussi des adhérences, avec les surfaces séreuses correspondantes. Il en résulte que lorsque l'escharre se détache, le pourtour de l'ouverture, qui en est la suite, a déjà contracté des adhérences, soit avec une autre surface intestinale, soit avec la paroi abdominale, de telle sorte que la cavité de l'intestin ne communique pas avec le péritoine. On voit donc la possibilité de la guérison d'une gangrène de peu d'étendue. Toutefois, je crois qu'il serait dangereux de réduire une portion d'intestin qui en serait affectée.

Lorsqu'une anse d'intestin est étranglée, la constriction quoiqu'uniforme, n'agit pas partout de la même manière. On a cru jusqu'à ce jour que cette compression plus marquée tenait à ce que l'étranglement lui-même n'était pas uniforme dans tout le pourtour de l'anneau. On a dit, par cela même, que dans telle hernie, tel ligament causait l'étranglement d'une manière absolue, et l'on donnait comme preuve, la section de l'intestin dans un seul point, que l'on supposait avoir été placé à son niveau. M. Démeaux donne dans ce fait une explication, que mes observations ne m'ont pas permis de vérifier. Le bout inférieur de l'intestin joue, dit-il, un rôle tout-à-fait passif, par conséquent devient moins rapidement le siége de la gangrène. Le bout supérieur, au contraire, plus fortement étranglé à cause de la distension résultant de l'accumulation des matières, incessamment tiraillé par les mouvements péristaltiques et antipéristaltiques, se gangrène plus vite, et devient le siége d'une altération qui, signalée par presque tous les chirurgiens, n'aurait pas été rapportée à sa véritable cause. La section, quand elle existerait, se trouverait donc toujours du côté du bout supérieur.

Toute l'anse intestinale engagée dans la hernie peut paraître saine, et cependant le point sur lequel existe cette constriction si manifeste, pourra plus tard se gangrener ou au moins se perforer. C'est incontestablement à la guérison des lésions de cette espèce que la nature emploie l'admirable mécanisme que nous avons signalé.

Débridement. — 1° *Dans la hernie inguinale.* — Pour bien comprendre les dangers auxquels on est exposé dans le débridement de la hernie inguinale, il est important de bien connaître les rapports de la tumeur et des vaisseaux voisins. Or, on sait que la paroi abdominale qui donne passage aux viscères est creusée par un canal destiné à loger le cordon spermatique; canal à direction oblique, d'un trajet de deux pouces environ. La paroi externe ou antérieure, formée par quelques fibres du petit oblique et par l'aponévrose de l'oblique externe, en est la région la plus forte. La paroi postérieure, constituée par la portion interne du *fascia transversalis*, est d'autant plus épaisse qu'elle se rapproche davantage du pubis. La paroi supérieure n'existe pas à proprement parler, puisqu'elle est remplacée par les fibres du petit oblique qui séparent l'aponévrose externe du *fascia transversalis ;* la paroi inférieure offre une espèce de gouttière qui résulte de la réunion de ces deux aponévroses. L'ouverture antérieure du canal, ou anneau inguinal externe, n'est avoisinée par aucun vaisseau ; il n'en est pas de même de l'ouverture postérieure ou anneau interne. D'abord, vis-à-vis de lui, dans la couche sous-cutanée, se rencontre l'artère tégumenteuse, qui du milieu de l'espace compris entre le pubis et l'épine iliaque, monte obliquement vers l'ombilic. Mais l'artère épigastrique est plus importante. Née de l'iliaque externe, presque immédiatement au-dessous de l'anneau interne, elle monte entre le fascia transversalis et le péritoine, en contournant la demi-conférence interne de cet anneau, placée par conséquent entre la fossette inguinale externe, et la fossette inguinale interne.

Ceci posé, voici comment je propose de pratiquer l'opération. Je commence l'incision presque au niveau de l'anneau inguinal profond, et je la prolonge obliquement jusqu'au dessous de l'anneau externe et non jusqu'à la partie inférieure de la tumeur. Je divise, avec précaution et lenteur, les différentes couches qui séparent la peau de l'aponévrose du grand oblique ; celle-ci mise à découvert, j'y fais une petite incision un peu au-dessus et en dehors de l'anneau externe. Cette incision sert à introduire une sonde cannelée sous l'aponévrose, dont la section est ainsi faite dans presque toute l'étendue correspondante au canal inguinal. Les parties sous-jacentes, qui peuvent encore recouvrir le sac, sont divisées avec le même soin. Si on reconnaît que l'étranglement est déterminé par une ouverture fibreuse, on fait porter sur elle le débridement, sans ouvrir le sac. Quand l'étranglement siége à l'anneau externe, il n'y a pas d'artères à craindre ; le débridement peut se faire dans tous les sens, et si on le fait directement en haut, c'est pour plus de commodité. Mais si l'étranglement siége à l'anneau interne, il faut que l'incision pénètre jusque dans l'abdomen, et alors surgissent de graves difficultés. Toutefois, elles nous semblent avoir été exagérées par la plupart des auteurs. En effet, à les en croire, il est difficile alors d'éviter avec certitude l'artère épigastrique ; et rien n'est pourtant plus rare que cet accident. Et cela se comprend, si on veut bien se rappeler que cette espèce de hernie est constamment et à peu-près nécessairement externe, et que partant on ne doit rien redouter en incisant en dehors. Je crois donc que, dans ce cas, on peut conseiller d'une manière générale le débridement dans ce sens. Le procédé de Dupuytren et d'A. Cooper donne peut-être encore plus de garanties, car, quand même le vaisseau se rencontrerait au devant du bistouri, sa direction très-oblique lui permettrait de fuir devant le tranchant de l'instrument. S'il se trouve que le collet du sac est la cause de l'étranglement, on le divise à petits coups de dehors en dedans ; ou bien si la striction paraît très forte, on fait une petite incision au péritoine soit au dessus, soit au dessous du collet, et on soulève celui-ci sur une sonde cannelée sur laquelle on le coupe.

Ce procédé, qui se rapproche assez de celui que conseille M. Malgaigne, dans son *Manuel de Médecine opératoire*, a l'avantage de permettre d'arriver sur le siége de l'étranglement avec une incision aussi courte que possible, de respecter le scrotum et le sac, de n'avoir pas à s'occuper de la suppuration et de la cicatrisation d'une plaie au moins inutile. En effet, le sac respecté, tout en ouvrant son collet, se remplit les premiers jours d'une certaine quantité de liquide qui se résorbe à mesure que l'inflammation de la plaie supérieure se calme.

Si on soupçonnait une gangrène de l'intestin, il est de toute évidence qu'on devrait prolonger en bas l'incision, ouvrir largement le sac, afin de pouvoir aisément constater l'état des viscères. Il faut bien le dire, il n'est pas possible de tracer des règles applicables à tous les cas donnés, cette maladie est trop variable dans ses formes et son aspect, elle est de celles dans lesquelles le chirurgien doit souvent s'en rapporter à son tact, à son jugement et à son expérience personnelle.

2° *Dans la hernie crurale.*—Aucun organe important ne se rencontre entre le corps du sac herniaire et la peau. Placé au-devant du pectiné, en dedans de l'entonnoir fémoral, au dessus de la veine saphène, au dessous du Ligament de Fallope, il est situé au milieu d'une masse cellulo-graisseuse dont l'épaisseur varie beaucoup et entouré de ganglions lymphatiques qui, étant susceptibles de devenir malades, peuvent donner lieu à des erreurs de diagnostic. Aucnn vaisseau important ne se trouve au-devant de lui ; la sous-cutanée abdominale, une des honteuses externes sont les seules artères avec lesquelles il soit en rapport.

Le collet du sac n'étant pas placé comme on l'enseigne généralement, au niveau de l'anneau, mais au niveau de la paroi de l'entonnoir qui a été traversée, il en résulte que les rapports ne sont pas en tout point ceux indiqués par les auteurs. On a dit, en effet, que le collet était en rapport, en dedans avec le ligament de Gimbernat, en dehors avec les vaisseaux épigastriques, en avant avec l'arcade crurale, et conséquemment le cordon spermatique chez l'homme, et enfin, en arrière avec le pubis. Or, nous avons démontré que le collet, bien que très-rapproché du ligament de Gimbernat, se trouve au dessous et non en dehors de lui ; que ce ligament donne insertion à l'aponévrose que la hernie a traversée, mais ne fait pas partie, le plus souvent du moins, de l'anneau fibreux sur lequel s'est moulé le collet du sac. D'un autre côté, d'après un grand nombre d'observations que j'ai faites, l'opinion qui regarde comme dangereux tout débridement porté en dehors me semble exagéré. En effet, souvent le collet est placé au dessous des vaisseaux épigastriques, et, dans l'immense majorité des cas, ceux-ci se trouvent placés sur la partie externe de l'infundibulum, tandis que la hernie s'échappe par la paroi interne. Ce rapport n'a donc pas toute l'importance qu'on veut lui attribuer, et la lésion de l'artère ne peut avoir lieu qu'en donnant au débridement, dans ce sens, des dimensions trop considérables.

Comme le ligament de Gimbernat, le ligament de Fallope donne insertion à l'aponévrose qui forme l'entonnoir, mais ne contribue pas à former l'anneau herniaire. Cette dernière ouverture se trouve le plus souvent à plusieurs millimètres au-dessous de lui ; par conséquent, un débridement porté dans ce sens pourrait être suffisant sans le diviser.

Il me reste à mentionner un rapport qui a beaucoup effrayé les chirurgiens ; je veux parler de l'artère obturatrice. On sait, en effet, que souvent cet artère naît, par un tronc commun, avec l'épigastrique ; je dis *souvent*, sans chercher à établir de proportion ; il me paraît impossible, et d'ailleurs sans utilité pratique, de le faire. L'origine commune des vaisseaux a lieu quelquefois par un tronc très-court, quelquefois par un tronc de 2 à 4 centimètres. Dans le premier cas, l'artère sous-pubienne, immédiatement après son origine, s'applique contre la surface pectinéale et gagne, ainsi appliquée contre l'os, la cavité du bassin. Si la hernie crurale se produit dans ce cas, elle passe au devant du vaisseau, et la lésion de celui-ci devient par conséquent impossible, en cas de débridement : cette disposition est la plus fréquente. Dans le second cas, l'artère sous-pubienne forme, avec le tronc commun, un angle dont le sinus regarde en bas, et dans le champ duquel sera placé l'anneau crural. La hernie sera alors circonscrite en dehors, en haut et en dedans par une anse artérielle, et il semble que tout débridement doive en déterminer la section. Mais toute crainte devra cesser si on se rappelle ici ce que j'ai dit du siége précis du collet du sac.

De ces faits, je conclus : que le débridement en dedans proposé par Gimbernat, et généralement adopté, que le débridement en haut et en dehors conseillé par Dupuytren, doivent être rejetés ; et voici comment je conseille d'opérer. On fait une incision dans la direction du pli de l'aine et du grand diamètre de la tumeur à la fois. Une incision simple suffit en général, et on doit faire en sorte que son milieu réponde au siége présumé de l'étranglement. Les couches sous-cutanées sont divisées avec précaution ; puis quand on croit être arrivé sur la lame aponévrotique qui prolonge en bas le ligament de Fallope, on y fait une petite ouverture, et on introduit sous elle une sonde cannelée, sur laquelle on la divise. Si, dans ce premier temps, l'ouverture inférieure du canal crural n'a pas été assez largement divisée, on l'incise en divers points, sans qu'il soit nécessaire de porter le bistouri jusque dans le ventre. Souvent alors il est possible de réduire l'intestin sans ouvrir le sac. Dans le cas contraire, on divise le collet à petits coups, de dehors en dedans ; ou bien on fait une petite incision au péritoine, et on l'incise sur une sonde cannelée. Le débridement peut être fait dans tous les sens, si ce n'est en bas, de peur de rencontrer la veine saphène; et, à moins qu'il ne soit trop étendu, on ne court aucun risque de léser des organes importants.

Lorsque la hernie est complètement gangrenée, quelle doit être la conduite du chirurgien?

Les chirurgiens du siècle passé croyaient que dans ce cas on devait s'abstenir de débrider. Voici comment Louis s'explique à ce sujet:

« On met obstacle aux heureuses dispositions de la nature, et on s'abuse, lorsqu'on croit remplir un précepte de chirurgie, en dilatant l'anneau, dans les cas où l'intestin gangrené a contracté des adhérences. Dans la hernie, avec pourriture et adhérence, il n'y a point de réduction à faire, il n'y a plus d'étranglement; la crévasse de l'intestin a ôté la disproportion qu'il y avait entre le diamètre de l'anneau et le volume que les parties avaient acquis. Dans quelles vues pourrait-on croire la dilatation de l'anneau nécsssaire ? La gangrène n'a-t-elle pas fait assez de désordres qui rendront la cure d'autant plus difficile, que la déperdition de substance aura été plus grande. » (*Mém. de l'Acad. de chirur. t. III, p.* 156—1757.)

B. Travers, adoptant les mêmes idées, s'exprime ainsi :

« Le but du débridement, quand l'intestin est gangrené, me parait inintelligible ; en effet, tout étranglement a cessé par le seul fait du collapsus de l'intestin comprimé, et à cette époque, le débridement est aussi inutile au malade qu'à la partie étranglée elle-même. La nature a devancé le chirurgien, et, impuissante à dilater l'étranglement, elle s'est pliée aux circonstances, comme cela a lieu si souvent, et elle a atteint par d'autres voies le but de l'opération. L'intestin a été délivré aux dépens de sa vitalité » (Travers — Inquiries — p. 300.)

Lawrence, comme Travers, s'élève contre cette pratique ; mais la plupart des chirurgiens modernes sont loin d'être du même avis. Les travaux de Scarpa et de Dupuytren ont beaucoup encouragé à suivre une méthode différente, en faisant voir que des adhérences nombreuses s'établissaient au pourtour de l'ouverture, et qu'un débridement pourrait être opéré sans danger.

Si on veut examiner pourquoi certains anus contre-nature guérissent spontanément, pourquoi quelques autres ne peuvent pas guérir, on sera porté à partager l'opinion de Louis. Une chose, en effet, qui m'a frappé dans l'étude de l'anus contre nature, c'est d'abord que, pendant plusieurs siècles, cette maladie ait été tout-à-fait inaperçue ; d'un autre côté, que des hernies gangrenées ouvertes spontanément, ou simplement incisées comme des abcès, aient guéri sans le secours de l'art, et dans un temps assez court. Aussi je crois qu'aujourd'hui on peut admettre les propositions suivantes : 1° Si une hernie est complètement gangrenée, au moment où elle est ouverte, les conditions sont on ne peut plus favorables pour la guérison spontanée ; 2° si on ne pratique aucun débridement, aucune traction sur une anse intestinale incomplètement gangrenée, les conditions sont encore favorables pour la guérison.

Pour que l'entonnoir membraneux puisse s'établir convenablement, il faut de toute nécessité que les deux bouts de l'intestin se trouvent au même niveau. Or, cette condition n'existera jamais d'une manière plus rigoureuse, que quand toutes les parties placées au-dessous de l'étranglement seront complètement détruites, et que des adhérences seront établies au pourtour du collet du sac. La puissance qui ramène dans le ventre les deux bouts de l'intestin, doit incontestablement être attribuée en grande partie au mésentère, mais le bout supérieur joue aussi un rôle important dans la production de ce phénomène. Incessamment agité par les mouvements péristaltiques, qui deviennent plus énergiques, par cela même qu'il existe un point d'appui, il exerce sans cesse des tiraillements et sur le mésentère et sur le pourtour du collet du sac, et en même temps sur le bout inférieur, qui, étant dans un état de variété complète, revient passivement sur lui-même. Si les deux bouts sont placés au même niveau, adhérents l'un à l'autre, les tractions, exercées par le bout supérieur, agiront en même temps sur le bout inférieur; et dès que la rétraction sera de quelques millimètres au-dessus de l'anneau, il existera déjà une petite cavité intermédiaire, au moyen de laquelle le cours des matières pourra se rétablir, au moins en partie. Dans les hernies complètement gangrenées, la limite des parties saines et des parties mortifiées existe au niveau de l'anneau, et des adhérences s'étant établies au pourtour de l'ouverture, il est facile de comprendre que les tractions exercées d'un seul côté réagissent sur toutes les parties qui adhèrent entre elles.

Si l'anse n'était pas complètement gangrenée, en se bornant à inciser l'intestin, les conditions que je viens d'indiquer, n'existant pas encore, ne tarderaient pas à survenir. L'ouverture à travers laquelle l'intestin s'est engagé, conservant toujours le même diamètre, il en résulte que la portion d'intestin placée au-dessous ne tardera pas à être détruite, soit par la persistance de l'étranglement, soit par l'inflammation suppurative. Dans les opérations méthodiques, l'intestin est généralement amené à l'extérieur, pour qu'on puisse s'assurer de son état; et, après l'avoir examiné, le débridement est pratiqué, les deux bouts sont replacés dans la plaie, quelquefois maintenus par un fil, d'autres fois abandonnés à eux-mêmes. Si la portion herniée dépasse de beaucoup l'anneau, il faudra, pour que l'infundibulum se forme, des tractions plus fortes et plus longtemps prolongées; de plus, la surface séreuse de l'intestin ne tardera pas à contracter des adhérences avec les parties voisines, et, pour rentrer dans le ventre, il faudra allonger ces adhérences ou les entraîner avec lui. On comprend que le bout supérieur surmonte assez facilement ces obstacles, mais il n'en sera pas de même du bout inférieur qui, n'étant sollicité par aucun stimulus, joue un rôle complètement passif.

En résumé, quand l'intestin est dans un état évident de gangrène, voici comment je me conduis. J'incise largement l'intestin, et je me contente d'abord de placer une sonde dans le bout supérieur, pour rendre plus facile l'évacuation des matières alvines. Je reconnais que la sonde y est arrivée par l'issue du gaz et des matières; mais, si après plusieurs tentatives, rien ne s'écoule, je laisse la sonde à demeure et j'attends. Lorsqu'au bout de quelques heures, rien ne s'est échappé, je renouvelle les tentatives, et si enfin elles restent infructueuses et qu'il faille de toute nécessité évacuer les matières, je me décide au débridement. Mais alors je débride selon la méthode d'Arnaud, c'est-à-dire qu'au lieu de passer l'instrument tranchant entre l'intestin et l'anneau, j'introduis le bistouri dans la cavité même de l'intestin et je coupe à la fois cet intestin, le collet du sac, et le pourtour de l'anneau.

Je me propose, au reste, d'examiner, dans un prochain mémoire, les phénomèmes de l'anus contre nature, et d'appuyer d'un plus grand nombre d'observations les quelques considérations qui précèdent.

On conçoit quels embarras et quels obstacles doit éprouver un praticien appelé à donner les secours de son art à des malades atteints de hernies étranglées et réduites en masse. Ils consistent, d'une part, dans la difficulté de prononcer, en l'absence de toute hernie, s'il existe ou non un étranglement; et, lorsque celui-ci est constaté, dans la difficulté d'atteindre un étranglement, qui, en rentrant dans le ventre, s'est soustrait à l'investigation des yeux et aux instruments de nos opérations.

Existe-t-il donc, après qu'une hernie a été réduite, des moyens de décider si l'étranglement persiste ou non, au dedans du ventre?

Les signes indiqués par Dupuytren ne peuvent guère laisser de doutes à cet égard. « Il en est, dit-il, des commémoratifs et d'actuels. les signes commémoratifs sont : la largeur de l'anneau, la mobilité de la hernie qui en est la conséquence, la réduction en masse qui en est le résultat, la persistance des accidents, sans aucune rémission ; mais ces signes n'ont pas toujours été observés avec soin ; il faut alors avoir recours aux signes actuels. Ceux-ci sont : Une douleur fixe et circonscrite dans la région du ventre, derrière l'ouverture par laquelle la hernie s'est faite, et par laquelle elle est rentrée ; une tumeur plus ou moins sensible dans cette région, lorsque les parois du ventre peuvent être déprimées, une résistance plus ou moins grande qu'on sent quelquefois à l'anneau, soit en introduisant le doigt dans cette ouverture, soit en faisant tousser le malade. Mais ce qui est plus caractéristique encore, c'est la persistance et surtout la nature des vomissements. Des vomissements larges et copieux, d'une bouillie d'un jaune doré, ayant l'odeur des matières stercorales et formée par ces matières délayées, ne sauraient laisser aucun doute sur l'existence d'un étranglement interne. » Lors donc qu'on rencontre un plus ou moins grand nombre de ces signes réunis, il faut agir, sous peine de voir le malade périr. Car la nature ne déploie pas toujours des ressources assez grandes pour le sauver.

Dans la hernie inguinale réduite en masse, une incision parallèle à la direction du cordon des vaisseaux spermatiques doit diviser la peau dans toute l'étendue du canal. Après avoir fait la section de plusieurs plans celluleux et aponévrotiques, on arrive à un corps de consistance molle, c'est le cordon. Le doigt est alors porté, en suivant ce cordon, jusqu'au delà de l'anneau profond ; et, s'il y a eu réduction en masse, il fait sentir le plus souvent à la partie postérieure, supérieure et externe de celui-ci un corps arrondi, mobile, d'une médiocre consistance. Dans ce cas, l'ouverture fibreuse doit être incisée en haut, parallèlement à la direction de la ligne blanche. On cherche à saisir la tumeur à l'aide de pinces, à l'attirer en bas, à l'engager dans l'anneau. Le plus souvent on y réussit. Le sac est alors ouvert par une petite ponction ; une plus ou moins grande quantité de liquide s'écoule ; puis l'ouverture est agrandie à mesure que le sac paraît au dehors. Lorsque les tractions ont ainsi amené à l'extérieur le siége de l'étranglement, on débride au moyen d'un bistouri boutonné, comme dans les cas ordinaires.

Dans la hernie crurale, une incision oblique de dehors en dedans et de haut en bas est faite à la peau, un peu au-dessous de l'arcade fémoral. Les couches sous-cutanées, *le fascia superficialis* et *le fascia crebriformis* sont successivement divisés. Cela fait, le doigt est porté dans l'abdomen à travers l'anneau, et va à la recherche de la tumeur réduite, qu'il rencontre au-dessus et derrière l'arcade crural. On saisit cette tumeur avec des pinces et on s'efforce de l'amener au-dehors. On y parvient le plus souvent sans qu'il soit nécessaire de débrider le ligament de Fallope. Si toutefois le débridement était indispensable, il serait pratiqué en haut et en dehors. En même temps qu'on cherche à attirer le sac à l'extérieur, on recommande au malade de tousser, de faire des efforts. Aussitôt que la tumeur se présente, on doit y plonger avec précaution, l'extrême pointe d'un bistouri, afin de donner issue au liquide qu'elle renferme et de faciliter ainsi son passage. Le sac est ensuite incisé largement soit avec le bistouri boutonné, soit avec des ciseaux mousses. Si le siége de l'étranglement peut être amené au-dehors, le débridement peut être largement fait dans tous ses sens ; dans le cas contraire, le débridement multiple trouve ici son application rationnelle.

J'ai soulevé dans ce travail, un grand nombre de questions. Je crois en avoir résolu quelques-unes ; mais il en est d'autres dont la solution nécessite de nouvelles recherches. Espérons qu'il suffira de les avoir signalées pour appeler sur elles l'attention des chirurgiens.

Caen.—Imp. de F. Poisson.—1846.

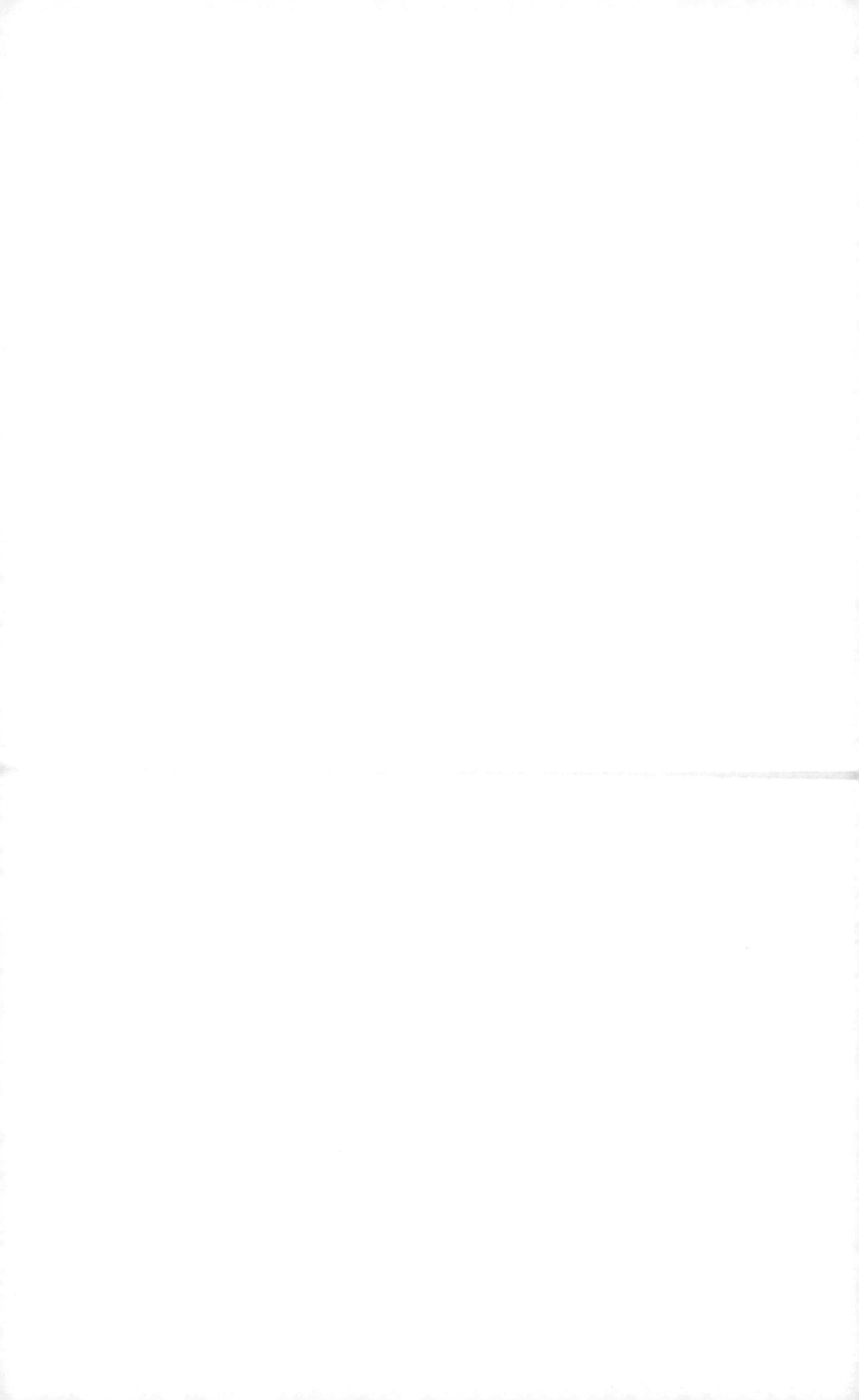

www.ingramcontent.com/pod-product-compliance
Ingram Content Group UK Ltd.
Pitfield, Milton Keynes, MK11 3LW, UK
UKHW021009200726
13857UKWH00004B/1363

9 782012 462175